Dr. med. Dörten Wolff

Die revolutionäre Impuls-Diät

Dr. med. Dörten Wolff

Die revolutionäre Impuls-Diät

Schlank werden mit Appetit
Abnehmen, gesund werden, sich wohl fühlen
wie von selbst

Mosaik

Inhalt

Danksagung

Dieses Buch möchte ich meinem Doktorvater Prof. Dr. Kailash K. Gauri, Pharmakologe an der Augenklinik des Universitätskrankenhauses Eppendorf in Hamburg, widmen. Ich möchte ihm danken für viele wissenschaftlich und menschlich prägende Jahre und für den Grundstock zu den Erkenntnissen in diesem Buch.
Seine Worte: „Wissen soll man weitergeben – mach was draus!"

Ein großes Dankeschön geht darüber hinaus an viele viele Menschen, die mir bei meiner wissenschaftlichen Arbeit, bei ihrer Auswertung und Beschreibung verständnisvoll und tatkräftig zur Seite standen.
Alle Familienangehörigen, allen voran mein Mann Rüdiger und meine Tochter Katharina, waren für meine Testreihen im (Speichel-)Einsatz. Unzählige Freunde haben als Testpersonen klaglos ihre Wochenenden und ihre Freizeit geopfert. Kolleginnen und Kollegen waren mir mit Rat und mit ihrer Kompetenz behilflich. Freundinnen schwangen den Kochlöffel für meine Rezeptvorschläge und halfen bei der Konzeptentwicklung des Buches. Auch ohne meine Arzthelferinnen hätte ich meine Arbeit nie geschafft. Journalistenfreunde standen mir mit Rat und Tat zur Seite. Stellvertretend danke ich: Manuela Cramer, Sepp Ebelseder, Hildegard Gatzweiler, Ute Kedenburg-Stummer, Karola Koch, Harriet Maack-Schümann, Gesche Mundt, Dr. Inken Nielsen, Karin Pieper, Petra Schnitt-Voss, der Lektorin Annette Baldszuhn und allen Mitarbeitern des Verlages.

Dr. med. Dörten Wolff

Vorwort

In diesem Buch soll das Geheimnis gelüftet werden, wie Nahrungsmittel auf das vegetative Nervensystem wirken und damit auf alle Körperfunktionen Einfluss nehmen. Langjährige Beobachtungen in meiner Praxis mit Hilfe des Speicheltests geben eine Antwort auf diese Zusammenhänge.

Nahrungsmittel lösen über den Geschmack Sinnesreize aus, die in Form von Impulskurven gemessen werden können. Dabei wird die Rückantwort gemessen, die das Gehirn über das vegetative Nervensystem auf die Körperfunktionen ausübt. Die Impulskurve ergibt sich aus der Veränderung der Speichelmenge.

Durch den Speicheltest sind Störungen des vegetativen Nervensystems erkennbar geworden; richtige Ernährung kann Störungen und Krankheiten vermeiden helfen. Mit der Impuls-Diät – einer von mir entwickelten Mischkost mit einem speziellen Essensrhythmus – lässt sich das vegetative Nervensystem im Gleichgewicht und der Körper in einem Wohlfühlzustand – im Lot – halten. Dieses Buch wird eine Hilfe sein für Stressgeplagte, für Frauen in den Wechseljahren, für Allergiker, Migränekranke und Übergewichtige sowie bei vielen anderen vegetativen Störungen.

Erreichen Sie Harmonie mit sich selbst durch gezielte Ernährung.

Eine neue

der

Sicht

Ernährung

Haben Sie schon einmal darüber nachgedacht, warum Sie Appetit bekommen und unbedingt etwas ganz Bestimmtes essen müssen, obwohl Sie doch eigentlich satt sind? Dieses Gefühl kann sich bis ins Unermessliche steigern, und binnen kürzester Zeit landen Sie dann am Kühlschrank oder greifen zur Keksdose.

Ihr Verstand sagt Ihnen zwar, dass Sie gar nichts essen wollen – aber die Physiologie Ihres Körpers zwingt Sie, nicht widerstehen zu können.

Dieses Verhalten jedoch hat einen Sinn!

Der Körper möchte sich mit Hilfe eines Nahrungsmittels wieder ins Gleichgewicht bringen. Hat man dem Appetit nachgegeben, tritt ein Gefühl der Zufriedenheit ein, der Gedanke ans Essen ist verschwunden, man kann sich wieder anderen Aktivitäten widmen – der Körper ist wieder im Lot.
Da wir in unserer heutigen Gesellschaft allerdings kaum mehr Zeit für regelmäßige Mahlzeiten haben, ignorieren wir diesen Rhythmus weitgehend. Wir richten unsere täglichen Essenspausen nach dem Terminplan, nach den Anforderungen des Alltags, obwohl wir eigentlich wissen, dass unser Körper regelmäßig Energie braucht. Durch dieses Verhalten gerät der Organismus immer mehr ins Ungleichgewicht.

Betrachten Sie einmal eine typische Situation im Umgang mit Nahrungsmitteln:
Morgens versucht man mit Kaffee stundenlang die Konzentration zu steigern. Mittags findet im Büro ein Empfang mit Aperitif und belegten Häppchen statt, kurz darauf trinkt man mit dem Geschäftspartner noch einen Cappuccino. Zwischendurch werden rasch ein paar Vitaminpillen geschluckt, und kalorienbewusst trinkt man für den Rest des Tages nur noch Mineralwasser, denn abends findet ein Essen mit Freunden statt: vier Gänge, Wein und zum Abschluss ein Espresso. Völlig geschafft fällt man ins Bett. Am nächsten Morgen kommt man kaum aus den Federn. Jetzt schnell einen Kaffee, ein Müsli mit Milch und Früchten, doch die Leistungsfähigkeit will sich nicht so recht einstellen. Und zugenommen hat man auch noch ein Kilo – dabei waren es doch insgesamt nur 1500 Kalorien!
Wie kommt es eigentlich dazu?

Das Gehirn speichert Nahrungsmittelwirkungen

Schon in frühester Kindheit werden Nahrungsmittelwirkungen im Gehirn gespeichert, beispielsweise ein Wohlgefühl nach dem Genuss von Schokolade oder dem Lutschen eines Bonbons. Kinder greifen automatisch zu den Nahrungsmitteln, die ihren Körper wieder ins Gleichgewicht bringen. Bei manchen sind das immer wieder Mettwurst oder Würstchen – die ja gar nicht so „gesund" sein sollen. Kinder werden in der heutigen Zeit von Nahrungsmittelreizen völlig überfordert: hier ein Keks, da ein Glas Cola, dann ein Eis, ständig wird ein bisschen geknabbert und genascht. Die Fernsehwerbung tut ein Übriges und weckt Appetit auf Schokoriegel oder Kartoffelchips...

Erwachsenen ergeht es nicht anders. Die meisten Menschen verlernen, auf ihre inneren Bedürfnisse zu reagieren – auch auf ihr Bedürfnis nach bestimmten Nahrungsmitteln. Dabei hätten wir heutzutage die allerbesten Voraussetzungen, um den Körper problemlos im Gleichgewicht zu halten. Die Menschen der Frühzeit mussten für die Beschaffung ihrer Nahrung erst jagen oder sammeln gehen und sich häufig mit dem begnügen, was sie gerade bekommen konnten. Uns dagegen steht in der Regel ein überreiches Nahrungsangebot zur Verfügung – doch die Menschen haben verlernt, mit den Nahrungsmitteln richtig umzugehen.

In diesem Buch erfahren Sie, warum das so ist und was man anders und besser machen kann. Sie werden den Bedürfnissen Ihres Körpers wieder auf die Spur kommen, indem Sie Ihren Appetit als Lotse kennen lernen, der Ihnen den Weg zu den richtigen Nahrungsmitteln weist. Der richtige Umgang mit Nahrungsmitteln sorgt für ein ausgeglichenes vegetatives Nervensystem und schafft damit ein Gleichgewicht in unserem Organismus. Dieses Gleichgewicht ist die beste Voraussetzung für Gesundheit und damit auch für Lebensqualität.

Inneres
Gleich

gewicht:
Was ist das?

Ist inneres Gleichgewicht nicht das Gefühl, die Körperfunktionen
als angenehm zu empfinden, den Körper also nicht durch
Kopfschmerzen, Sodbrennen, Hautjucken, Herzklopfen,
Augentränen, durch ein Völlegefühl oder durch andere
Befindlichkeitsstörungen wahrzunehmen?

Fühlen Sie sich im Gleichgewicht, wenn Sie ständig leicht gereizt sind, sich überfordert vorkommen und immer wieder Ängste auftauchen? Fühlen Sie sich im Gleichgewicht, wenn Sie keinen rechten Antrieb haben und einfach nicht den richtigen Schwung finden, weder für Tätigkeiten, die unbedingt erledigt werden müssen, noch dafür, sich mit Freunden zu verabreden oder ins Kino zu gehen?

Wohl kaum! Diese Störungen tauchen auf, wenn Ihr vegetatives Nervensystem nicht im Gleichgewicht ist!

Stoffe, die das Nervensystem beeinflussen können, sind Medikamente, Giftstoffe, Genussmittel wie Koffein, Nikotin und Alkohol, aber auch Nahrungsmittel

Wie das innere Gleichgewicht gesteuert wird

Das vegetative Nervensystem wird vom Gehirn gesteuert. Zwei Nervenleitungsbahnen versorgen den Körper mit Informationen: die parasympathische und die sympathische Nervenbahn. Diese beiden Nervenleitungsbahnen sind für die Körperfunktionen zuständig. Das Gehirn wird über sensorische Nervenbahnen ständig mit Informationen gespeist, was in der Außenwelt so passiert. Alles was wir hören, sehen, fühlen, riechen und schmecken, wird dem Gehirn gemeldet. Das sind die klassischen Sinnesreize. Diese Informationen werden verarbeitet und an höhere Zentren im Gehirn weitergeleitet. Dann wird eine Information an den Körper zurückgegeben, wie er sich auf eine veränderte Außensituation einstellen soll. Dies geschieht über das so genannte periphere vegetative (nicht dem Gehirn zugehörige) Nervensystem: Der Sympathikus und der Parasympathikus sorgen dafür, dass die Befehle des Gehirns an den Körper weitergegeben werden. Dieses Netzwerk kann man sich wie das Telefonsystem vorstellen; Schaltstellen werden über Wellen (Impulse) in Bewegung gesetzt. Sinkt beispielsweise die Außentemperatur, reagiert das Gehirn mit einer hormonellen Ausschüttung, die den Sympathikus aktiviert. Dieser stellt dann die Gefäße eng, ein Muskelzittern beginnt, denn über das vegetative Nervensystem soll die Bluttemperatur aufrechterhalten werden. All das geschieht, ohne dass der Verstand eingesetzt wird, quasi automatisch.

Wenn Sie etwas essen und schmecken, beispielsweise einen Apfel, werden die damit verbundenen Informationen ebenfalls ans Gehirn weitergeleitet und dort verarbeitet. Über das vegetative Nervensystem bekommt auch in diesem Fall der Körper eine Rückantwort, er erfährt, wie er sich auf die Zufuhr dieses Nahrungsmittels einstellen soll.

Nahrungsmittel lösen Impulskurven aus

Diese Rückantwort, die Reaktion, die das Gehirn aussendet, wenn wir etwas essen, habe ich bei den verschiedenartigsten Nahrungsmitteln anhand von Speicheltests bei vielen Hundert Menschen gemessen. Gemessen wird die Information in Form von Impulskurven, die durch Nahrungsmittel ausgelöst werden, und zwar anhand der Reaktion auf die Speicheldrüsen. So wie ein Nahrungsmittel auf die Speicheldrüsen wirkt, wirkt es im gesamten vegetativen System auch auf andere Organe und Drüsen. Die produzierte Speichelmenge ist dabei das Maß für die Impulskurven (genauere Erläuterungen zum Speicheltest finden Sie ab Seite 148).

Die Impulskurven zeigen für gleiche Nahrungsmittel bei verschiedenen Menschen eine ganz ähnliche Struktur. Bei Gesunden konnte ich folgende Grundstrukturen beobachten (die dargestellten Impulskurven sind die annähernd idealtypischen Kurven eines gesunden Menschen; bei vegetativen Störungen und Krankheiten sind die Impulskurven verändert):

Nahrungsmittel lösen Sinnesreize (Impulse) aus, die über sensorische Nervenbahnen dem Gehirn gemeldet und dort weiterverarbeitet werden. Diese Impulse können in Form von Impulskurven gemessen werden.

Die Informationen, wie Nahrungsmittel im Einzelnen wirken, liefern die Speicheldrüsen

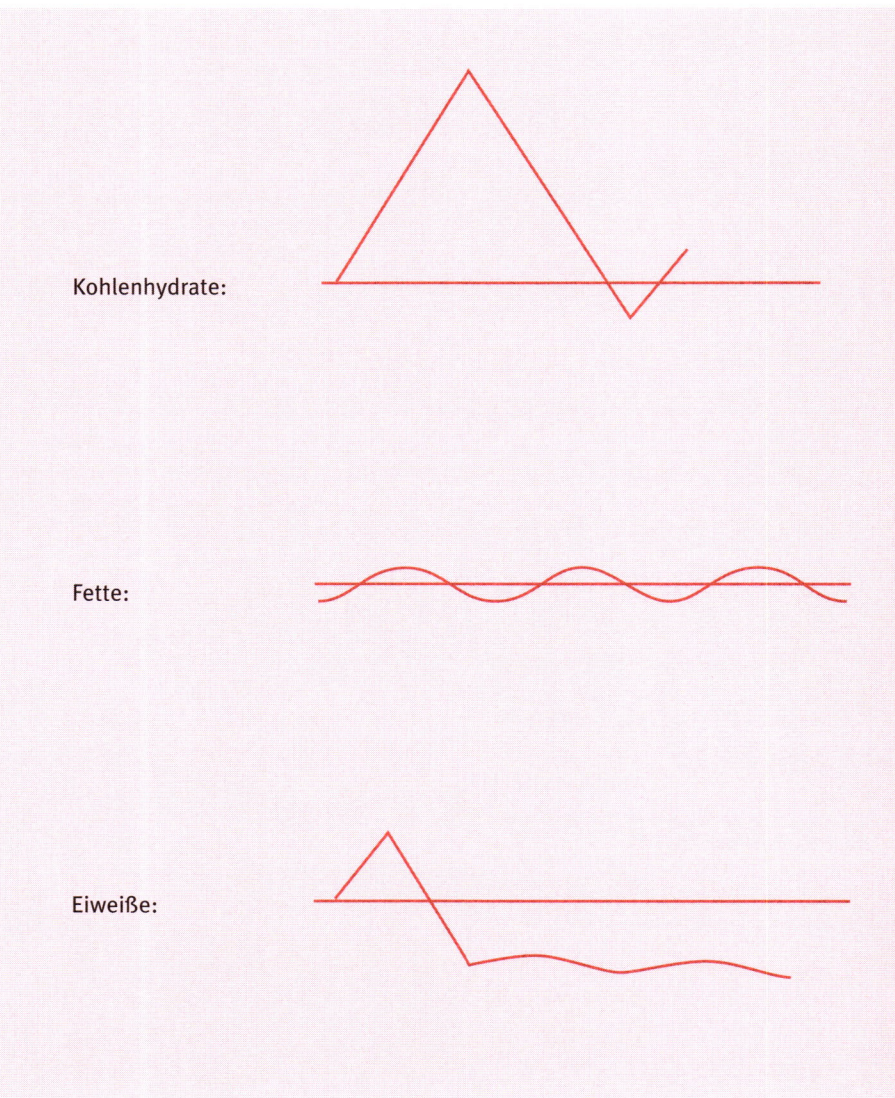

Kohlenhydrate:

Fette:

Eiweiße:

Wie sich das vegetative Nervensystem reguliert – und warum man Appetit bekommt

Das größte Bestreben im Leben ist es, im Gleichgewicht zu sein. Dieses strebt der Körper auch an. Alle Körperfunktionen sollen reibungslos ablaufen – nur dann hat der Mensch den Kopf auch wirklich frei und fühlt sich rundum wohl! Der Parasympathikus und der Sympathikus müssen in einem Zustand des Gleichgewichts gehalten werden. Befindet sich das vegetative Nervensystem im Ungleichgewicht, zielt der Körper sofort wieder auf Ausgleich ab. Das kann er über Nahrungsmittel erreichen; er möchte einen Impuls in eine Richtung: *Das ist der Appetit!*

Der Körper verspürt eine innere Notwendigkeit, sein System auszugleichen – das kann er durch den Appetit auf jeweils ein ganz bestimmtes Nahrungsmittel erreichen.
Benötigt der Körper beispielsweise rasch Energie und soll die Aufmerksamkeit wieder gesteigert werden, so bekommt man Appetit auf Kohlenhydrate. Das Kohlenhydrat, das der Körper am schnellsten einsetzen kann, ist Zucker. Deshalb haben Sie manchmal Heißhunger auf etwas Süßes. Zucker zeigt die heftigste Sofortreaktion auf den Speichelfluss und damit auf den Parasympathikus.

Leben besteht aus Wellenbewegungen – vergleichbar mit denen des Meeres. Die Kohlenhydrate erzeugen eine große „Flutwelle", wie ein Schiff, das die Wellen bricht.
So sieht beispielsweise die Impulskurve eines verzehrten Apfels aus, gemessen über circa sechs Stunden:

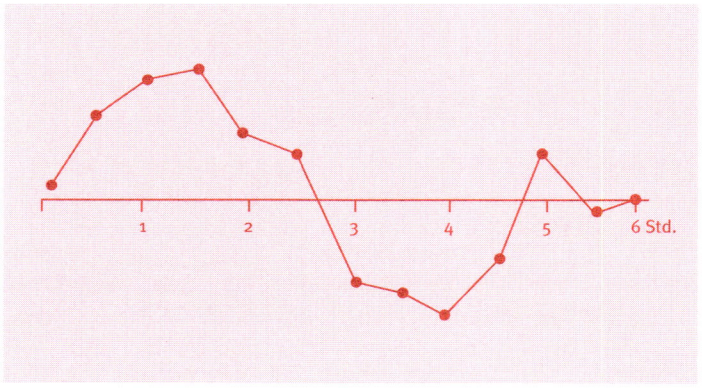

Durch den Appetit will der Körper eine bestimmte Wirkung des Organismus erzielen. Mit anderen Worten: Er möchte wieder „die Kurve kriegen"!

Nahrungsmittel werden über sieben bis zehn Stunden im Körper abgebaut. So lange findet auch eine Impulskurve statt. Natürliche, unverarbeitete Nahrungsmittel wie etwa ein Apfel zeigen über Stunden eine Ausgewogenheit im Kurvenverlauf: Wie eine Welle gehen sie vom positiven in den negativen Bereich und wieder zurück und sorgen auf diese Weise für das Gleichgewicht von Sympathikus und Parasympathikus und dafür, dass sich der Mensch wohl fühlt.

Das innere Bestreben des Menschen zielt auf dieses Gleichgewicht, sein Appetit ist quasi der Fühler für das Gleichgewicht.

Wenn das vegetative Nervensystem überreizt wird

Wird das vegetative Nervensystem durch Nahrungsmittel in die eine oder in die andere Richtung überreizt, tritt die „Polizei des Körpers" in Aktion – in Form von Hormonen, die sofort eine zu hohe „Flutwelle" der Kohlenhydrate ausbremsen. Ein solches Hormon ist beispielsweise das Insulin.
Diese „Polizeieinsätze" sind für den Körper jedoch ausgesprochen anstrengend, und das spüren Sie dann auch: Sie werden

danach müde, bekommen schnell wieder Hunger, das innere Gleichgewicht ist nicht vorhanden.

Bei unserer heutigen Lebensweise sind diese Einsätze ständig vonnöten, da wir unser vegetatives System fortwährend überstrapazieren. Der Körper hat schon Mühe, mit einem „hohen Verkehrsaufkommen" fertig zu werden, also wenn zum Beispiel alle halbe Stunde eine Kohlenhydratart gegessen wird. Kommen jedoch mehrere Staus aus verschiedenen Richtungen – wenn Sie etwa zu einer Mahlzeit mehrere verschiedene Kohlenhydratarten verzehren –, muss die „Körperpolizei" mit Nachdruck einschreiten, um das vegetative Nervensystem zu regulieren.

Die beiden folgenden Impulskurven demonstrieren diesen Sachverhalt.

Kohlenhydrate, Proteine und Fette weisen eine unterschiedliche Impulskurve auf. Der Körper hat es am leichtesten, wenn zu einer Mahlzeit nur eine Kohlenhydratart und nur eine Fettgruppe gegessen wird

So sieht die normale Brotkurve nach dem Verzehr von 40 g Brot aus:

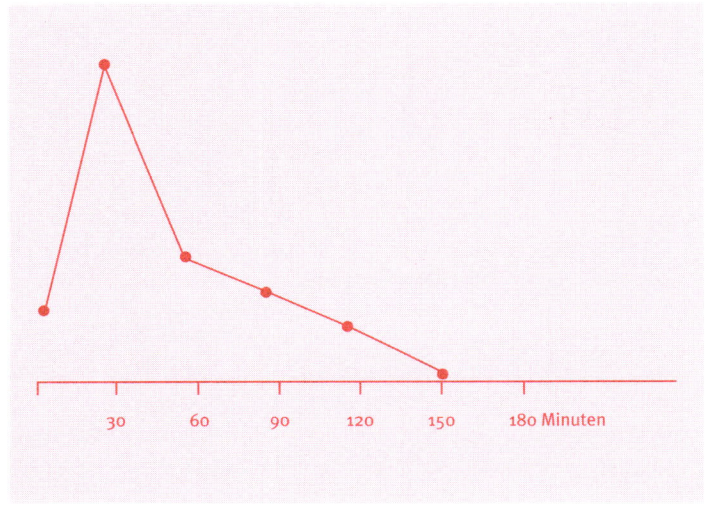

Hier ist der Ausgangspunkt der Impulskurve nach zwei Stunden wieder erreicht. Das heißt: Sie haben nach zwei Stunden wieder Hunger.

So sieht die Impulskurve von 40 g Brot, 20 g Butter und 20 g Marmelade, beispielsweise als Frühstücksbrötchen gegessen, aus:

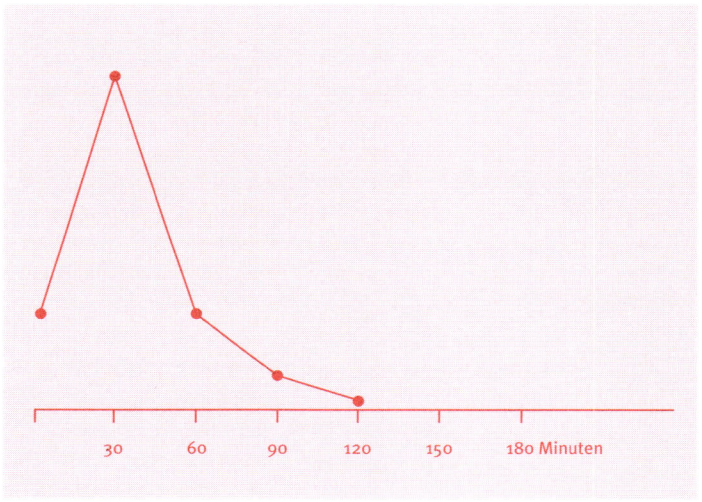

Als Reaktion auf den Verzehr von drei verschiedenen Kohlenhydratarten – Brot, Zucker und Fruchtzucker – erfolgt eine heftige Insulinausschüttung. Der Ausgangspunkt der Impulskurve ist bereits nach 60 Minuten wieder erreicht, und die Kurve fällt dann dramatisch in den negativen Bereich. Sobald die Kurve in den negativen Bereich übergeht, tritt ein Hungergefühl ein. Deshalb bekommt man nach einem üppigen Mittagessen mit mehreren Kohlenhydratarten meist Appetit auf einen süßen Nachtisch, obwohl die Menge, die man verspeist hat, eigentlich gereicht haben müsste, um satt zu machen.
Der Körper hat viele Sicherheitssysteme: Hormone regulieren das vegetative System bei Überreizung.

Bringen Sie sich wieder ins Gleichgewicht!

Normal ist, dass man von einer Mahlzeit auch wirklich satt wird. Doch viele Menschen kennen dieses Sättigungs- und Zufriedenheitsgefühl überhaupt nicht. Sie haben auch nach dem Essen noch Appetit, der Gedanke an Essen ist ständig in ihrem Kopf. Grundsätzlich befindet sich das vegetative Nervensystem morgens im Lot, wenn man über Nacht etwa zehn Stunden nichts gegessen und außer Wasser nichts getrunken hat. Am Morgen haben Sie nur deshalb Hunger, weil dem Körper ein Energienachschub fehlt. Im Laufe des Tages kommt es dann unter Umständen zu einem Ungleichgewicht, wenn nämlich die Nahrungsmittelimpulse so zahlreich werden und das vegetative System überreizen. Dann treten Müdigkeit oder vegetative Störungen auf.

Wenn Sie dieses Buch aufmerksam lesen, erfahren Sie faszinierende Neuigkeiten über Nahrungsmittelwirkungen. Beispielsweise warum das kleine Stück Banane, zum Frühstücksbrot gegessen, Sie kurzzeitig aus dem Gleichgewicht bringen kann. Oder warum die Tasse Kaffee, zusätzlich zu einer Mahlzeit getrunken, dick machen kann, obwohl sie ohne Milch und Zucker doch keine einzige Kalorie enthält!
Und Sie erfahren außerdem, wie Sie Ihren Appetit in den Griff bekommen können, wenn Sie die Nahrungsmittel individuell richtig kombinieren.

Wird der Parasympathikus oder der Sympathikus zu stark erregt, kommt es zu einem Ungleichgewicht im vegetativen System. Die Folge sind körperliche Beschwerden. Störungen des vegetativen Systems lassen sich über Nahrungsmittel beeinflussen

Wie sieht es mit Ihrem vegetativen Gleichgewicht aus?

Sind Sie ein relativ ausgeglichener Mensch?
Fühlen Sie sich im Allgemeinen recht wohl?
Stecken Sie voller Energie, schaffen Sie den Tag mit all seinen Anforderungen gut?
Fühlen Sie sich nach den Mahlzeiten satt, bekommen Sie davon wieder neuen Schwung?
Können Sie sich über Nacht gut regenerieren?

Oder haben Sie körperliche Beschwerden, die immer wieder einmal auftauchen?
Sind Sie nach den Mahlzeiten nicht richtig satt?
Werden Sie nach dem Essen müde oder unruhig, kribbelig und nervös?
Wachen Sie morgens wie zerschlagen auf?

Der Mensch nimmt sich wahr über sein Tun, über Wechselbeziehungen zu anderen Menschen, und er nimmt sich über sein Körpergefühl wahr. Mir geht es in diesem Buch um das körperliche Wahrnehmen und um das Sichwohlfühlen im Alltag.

Darauf kann der Einzelne Einfluss nehmen – durch den richtigen Umgang mit den richtigen Nahrungsmitteln!

Was bin ich eigentlich für ein „vegetativer Typ"?

Sie wissen nun, dass ein ausgeglichenes vegetatives System auf dem Gleichgewicht der beiden Nervenstränge Parasympathikus und Sympathikus basiert. Wenn sich das System nicht mehr im Lot befindet, dominiert entweder die Aktivität des einen oder des anderen Nervenstrangs, entweder des Sympathikus oder des Parasympathikus. Ob das vegetative Nervensystem von vornherein nicht mehr im Lot liegt, lässt sich meist ganz gut durch Selbstbeobachtung feststellen:

Registrieren Sie einmal Ihren Speichelfluss: Haben Sie eher einen trockenen Mund mit wenig Speichel oder einen feuchten Mund mit viel Speichel? Kleine Hilfestellung: Wenn der Zahnarzt bei der Behandlung viel Speichel absaugen muss, haben Sie eher einen feuchten Mund.

Kohlenhydrate wirken stark auf den Parasympathikus. Proteine haben eine Wirkung auf den Sympathikus. Fette wirken ausgleichend im vegetativen Nervensystem

Der „niedrige" Typ
Wenn der Mund eher trocken ist, dann liegen Sie im unteren Bereich des vegetativen Systems, das heißt, der Sympathikus überwiegt in seiner Aktivität.

Diese Menschen zeigen meist viel Ausdauer, sind wach und konzentriert. Sie können gut Zusammenhänge herstellen.
Das ist der „niedrige Typ". Er braucht als Gegengewicht Kohlenhydrate.

Auch das kann Ihnen bei der Einschätzung helfen, ob Sie eher ein hoher oder ein niedriger Typ sind: Der hohe Typ kann gut mit Kälte umgehen, er friert nicht so leicht. Der niedrige Typ dagegen mag es in der Regel lieber warm

Der „hohe" Typ

Wenn der Mund eher feucht ist, dann liegen Sie im oberen Bereich des vegetativen Systems, das heißt, der Parasympathikus überwiegt in seiner Aktivität.

Diese Menschen sind besonders kreativ und voller Ideen. Ihre Aufmerksamkeit ist sehr hoch, sie registrieren über die Sinne enorm viele Reize der Umwelt. Sie erschöpfen sich aber schnell, müssen immer wieder eine kleine Ruhepause einlegen, steigen dann jedoch erneut mit großer Energie ein.
Das ist der „hohe Typ". Er braucht als Gegengewicht Proteine und zur Stabilisierung Fett.

Auch Kleinkinder haben manchmal schon eine hohe Speichelproduktion. Das kann an einem starken Zuckerkonsum liegen oder bereits ein Hinweis auf den hohen Typ sein. Aber: Wenn die ersten Zähne kommen, entsteht ebenfalls vermehrter Speichelfluss!

Die folgenden Grafiken demonstrieren, wie Impulskurven des hohen und des niedrigen Typs vom vegetativen Gleichgewicht abweichen:

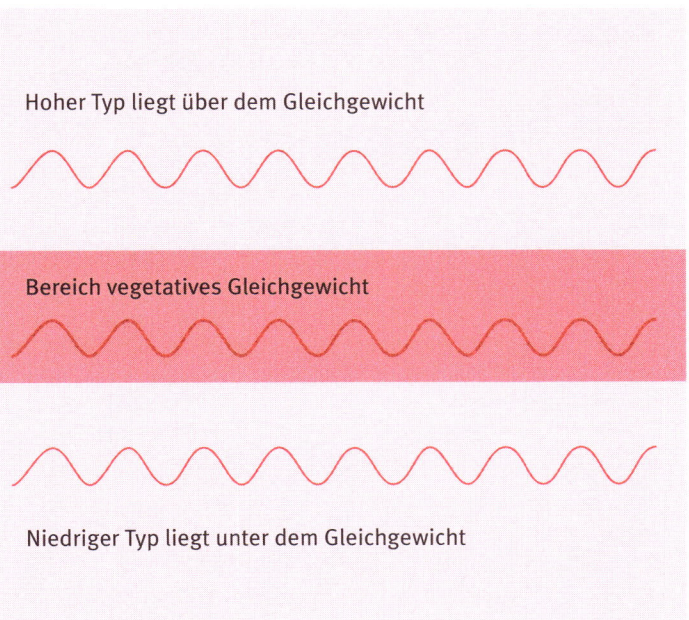

Hoher Typ liegt über dem Gleichgewicht

Bereich vegetatives Gleichgewicht

Niedriger Typ liegt unter dem Gleichgewicht

Wie kann ich meinen vegetativen Typ sonst noch erkennen?

Wenn Sie sich noch nicht so recht im Klaren sind, ob Sie ein hoher oder ein niedriger Typ sind, dann schauen Sie einmal in den Spiegel und betrachten Sie Ihre Pupillen: Sind sie eng oder sind sie weit? Bei engen Pupillen überwiegt im Moment der Parasympathikus in seiner Aktivität, bei weiten Pupillen dominiert der Sympathikus. Die Beurteilung des vegetativen Zustands anhand der Pupillen ist schwierig, da hier auch die Lichtverhältnisse eine Rolle spielen. Bei hellem Licht verengen sich die Pupillen nämlich; hinzu kommt noch ein weiterer Einschränkungsfaktor – die Kurz- und Weitsichtigkeit.

Vielleicht können Sie nun auch so manche Eigenart, mit der Ihnen der eine oder andere Zeitgenosse „auf die Nerven geht" – oder umgekehrt Sie ihm –, in einem neuen Licht sehen. Der eine braucht es immer kuschelwarm, dreht die Heizung bis zum Anschlag auf und schläft am liebsten mit zwei Decken. So weit, so gut. Problematisch wird es nur, wenn dieser Mensch, der eher zum niedrigen Typ tendiert, Tisch und Bett mit einem eher hohen Typ teilt. Denn dieser dreht die Heizung garantiert wieder herunter und öffnet nachts das Fenster – ganz einfach, weil er es kühler liebt.

Dieses Buch will auch zu mehr Verständnis der Menschen untereinander beitragen. Nehmen Sie also die Typisierung mit Gelassenheit und Humor – und machen Sie das Beste aus Ihrem Typ! Gehen Sie aber ebenso großzügig und tolerant mit dem jeweils „anderen Typ" um!

Bei folgenden vegetativen Störungen kann dieses Buch helfen:

- Übergewicht
- Diabetes mellitus
- Neigung zum Unterzucker
- Magenbeschwerden
- Darmfunktionsstörungen
- Darmpilz
- Harnweginfekte
- Beschwerden in den Wechseljahren
- Schmerzen
- Muskelkrämpfe
- Migräne
- Neigung zu Infekten
- Heuschnupfen
- Neurodermitis
- Kreislaufstörungen
- Dauerstress
- Schlafstörungen
- Ängste und Depressionen
- Hyperaktivität und Lernschwierigkeiten bei Kindern

Bitte beachten Sie:

Wenn den hier aufgeführten Gesundheitsstörungen und Erkrankungen ein organischer Schaden zugrunde liegt, kann über das vegetative System kaum Heilung erzielt werden.

Bei Nahrungsmittelunverträglichkeiten oder Allergien gegen bestimmte Nahrungsmittel kommt es durch die Beeinflussung des vegetativen Systems zu einer Linderung der Beschwerden; diese verschwinden aber nicht immer vollständig.

Traumata (seelische Schocks) kann das vegetative System nicht ausgleichen. Lösungen psychischer Probleme können auf der vegetativen Ebene nicht erreicht werden, allenfalls ist eine Besserung möglich.

Nahrung

Wirk

und ihre

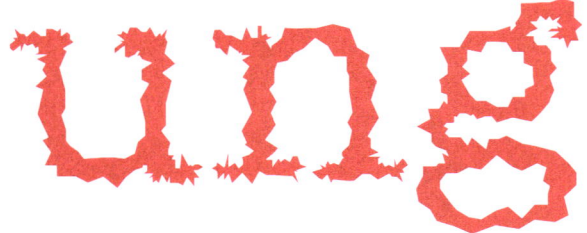

im vegetativen System

In diesem Kapitel erfahren Sie etwas über Nahrungsmittel und Nährstoffe: wofür der Mensch Nahrung braucht und wie sie im Körper wirkt, wie Nahrungsmittel optimal kombiniert werden und am besten verträglich sind. Sie werden ein neues Ernährungsprinzip kennen lernen, das Ihr vegetatives System wieder ins Gleichgewicht bringt und dauerhaft in einem ausgewogenen Zustand hält.

Beim Essen kommt es nicht nur auf das Was, sondern auch auf das Wie an

Wenn das vegetative Nervensystem nicht im Lot ist, fühlt sich der Körper unwohl – auch wenn ein Zeichen dafür nur der Appetit ist. Doch das kann Folgen haben, denn der Körper wird lieber dick als krank!

In der klassischen Ernährungswissenschaft wird eine tägliche Aufnahme von 70 – 100 g Eiweiß und 60 – 90 g Fett empfohlen, 60 Prozent der aufgenommenen Nahrung sollten aus Kohlenhydraten bestehen. Zusätzlich sollte man mit Frischkost noch für die Zufuhr vieler Mineralstoffe und Vitamine sorgen, die der Körper notwendig braucht.

Nun könnte man diese Menge in einer Mahlzeit zu sich nehmen. Es ist ähnlich wie beim Kuchenbacken: Die Zutaten können alle auf einmal in eine Rührschüssel gegeben werden, doch rührt es sich sehr viel leichter, wenn sie nach und nach untergemischt werden. Am allerbesten funktioniert es, wenn man weiß, in welcher Reihenfolge sich die Zutaten am leichtesten verrühren lassen.

Ähnlich ergeht es unserem Körper. Das vegetative Nervensystem hat es leichter, wenn es nach und nach einzelne Nahrungsportionen bekommt. Dann liegen der Sympathikus und der Parasympathikus im Lot – es ist ein vegetatives Gleichgewicht vorhanden. Dieses innere Gleichgewicht spürt man daran, dass man sich wacher, leistungsfähiger und ausgeglichener fühlt.

Isst man dagegen häufig wahllos alles durcheinander, beispielsweise verschiedene Kohlenhydratarten (etwa ein Brot mit Marmelade oder Müsli mit Milch und Früchten), gerät das vegetative System ins Ungleichgewicht. Es wird bis zum Anschlag gereizt, Insulin bremst es aus. Irgendwann pendelt sich das vegetative System zwar wieder ein, doch wird man durch diese Ernährungsweise unter Umständen dick, weil man schnell wieder Appetit bekommt.

Wahrscheinlich kennen Sie das aus eigener Erfahrung: Sie waren zu einem üppigen Vier-Gänge-Menü eingeladen, hatten bei allen Köstlichkeiten reichlich zugeschlagen, kamen nach Hause und hatten schon wieder Hunger...

Neue Energie durch Kohlenhydrate!

Kohlenhydrate sind die Energielieferanten des Körpers. Das Gehirn wird ausschließlich durch Glukose (Traubenzucker) mit Energie versorgt.
Benötigen Körper und Gehirn mehr Energie, als ihnen über die Kohlenhydrate zugeführt wurde, kann Glukose aus den Fettzellen und den Proteinen (die in der Muskulatur gespeichert sind) hergestellt werden, sofern auch die Zuckerreserven in der Leber verbraucht sind.

Ganz allgemein machen Kohlenhydrate fröhlich, sie beleben und entspannen, lassen uns die Dinge lockerer sehen. Die Wahrnehmung der Umgebung ist erheblich gesteigert. Das Gehirn braucht Kohlenhydrate darüber hinaus für das Lernen und die Gedächtnisleistung.

Kohlenhydrate sind enthalten in

- Zucker
- Fruchtzucker (Obst enthält Glukose, Saccharose und Fructose
- Getreide und allen Getreideprodukten (z.B. Brot, Nudeln, Grieß)
- weiteren Stärkeprodukten (z.B. Kartoffeln, Reis, Mais)
- Milch und Milchprodukten, die Milchzucker (Laktose) enthalten (siehe Tabelle Seite 49)
- Alkohol

Milch und Milchprodukte, die aus Gesamtmolke hergestellt werden, enthalten Milchzucker (Laktose). Deshalb zählen sie bei meinem Ernährungsprinzip zu den Kohlenhydraten

Wirkung der Kohlenhydrate im vegetativen System

Kohlenhydrate verursachen einen hohen positiven Ausschlag der Impulskurve, der Parasympathikus wird stark erregt. Ist die Impulskurve nach etwa zwei Stunden wieder am Ausgangspunkt angelangt und bewegt sich dann in den negativen Bereich, entsteht Hunger oder Appetit.

Bei allen Lebewesen werden sämtliche körperlichen, geistigen und emotionalen Funktionen von Neurotransmittern (Botenstoffen) geleitet

Impulse verschiedener Kohlenhydratarten summieren sich, deshalb sollte pro Mahlzeit unbedingt nur eine Kohlenhydratart gegessen werden (wie das in der alltäglichen Essenspraxis „funktioniert", erfahren Sie auf Seite 44 f.).

Nimmt man zwei oder mehr Kohlenhydratarten bei einem Essen zu sich, summieren sich die hohen Ausschläge der Impulskurve. Die Kurve wird dann immens hoch, und das vegetative System muss durch eine Insulinausschüttung der Bauchspeicheldrüse abgebremst werden. Insulin kommt aber auch als Neurotransmitter (Botenstoff) im Gehirn vor.

Durch eine verstärkte Insulinausschüttung erfolgt deshalb auch ein vorzeitiger schneller Abfall der Impulskurve – dementsprechend entstehen Hunger und Appetit früher. Bekannt ist, dass Insulin die Nährstoffe erst einmal für „Notzeiten" speichert; dadurch erhöht sich das Risiko für Übergewicht (siehe auch Seite 73).

Verschiedene Kohlenhydrate zeigen ähnliche Impulskurven mit ähnlichen Mustern. Die rechts dargestellten Impulskurven sind die annähernd idealtypischen Kurven eines gesunden Menschen.

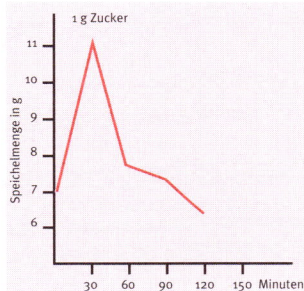

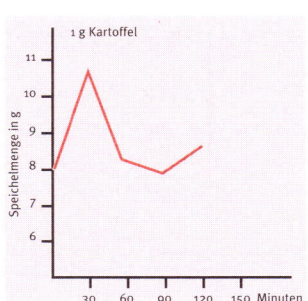

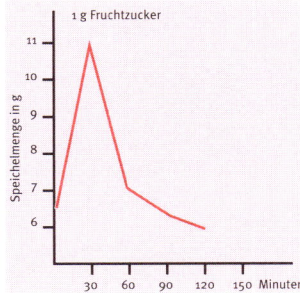

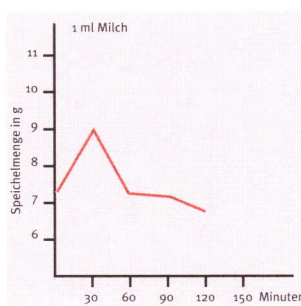

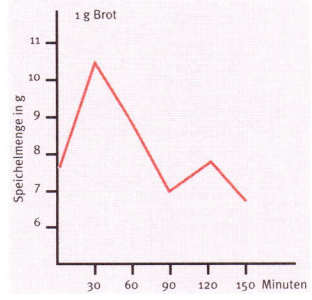

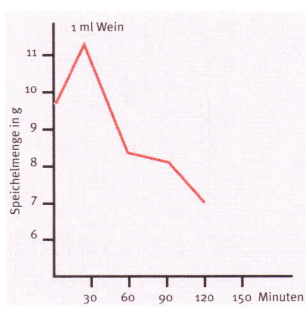

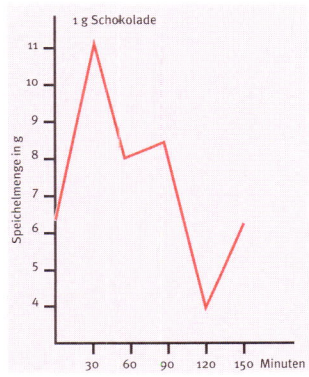

Austestungsprogramm für Kohlenhydrate

Wenn Sie feststellen wollen, ob eine Kohlenhydratart bei Ihnen Probleme verursacht, dann machen Sie doch einmal folgenden Selbstversuch:

Nehmen Sie eine Kohlenhydratart morgens nüchtern zu sich – aber jeweils nur in kleiner Menge: eine Ecke trockenes Brot, eine Kartoffel, eine Frucht, ein Stück Würfelzucker, einen Riegel Schokolade, ein halbes Glas Milch. Sie werden genau erspüren, wie lange die jeweilige Impulskurve bei Ihnen oben bleibt. Dieser Zeitraum liegt zwischen eineinhalb und zweieinhalb Stunden. So lange sättigt Sie eine Kleinstmenge!

Bekommen Sie frühzeitig wieder Hunger oder starken Appetit, hat Ihr vegetatives Nervensystem ein Problem mit diesem Kohlenhydrat. Dann kann dieses Nahrungsmittel entweder gemieden werden, oder es besteht die Möglichkeit, es zu desensibilisieren, neu zu kodieren (mehr dazu erfahren Sie im Kapitel „Nahrung statt Medikamente – Die richtige Ernährung bei vegetativen Störungen").

Auf diese Weise können Sie Ihren persönlichen Essensrhythmus finden – Ihr Appetit wird Sie dabei führen.

Normalerweise isst man genau die Menge, die der Körper vorher an Energie verbraucht hat. Wenn man sich nach einer Mahlzeit, beispielsweise einem Käsebrot, kaum bewegt hat, verspürt man zwei Stunden danach nur ein „Gelüstchen". Dann reicht es schon, ein halbes Glas Orangensaft zu trinken, um die entstandene „Energielücke" zu füllen. Wurde mehr Energie verbraucht, hat man vielleicht Appetit auf eine Tafel Schokolade oder sogar auf ein vollständiges Mittagessen.

Blutzuckermessungen bei verschiedenen Kohlenhydraten

Über Messungen des Blutzuckers lässt sich feststellen, wie viel Insulin beim Verzehr verschiedener Kohlenhydrate freigesetzt wird (glykämischer Index). Man unterteilt die Kohlenhydrate in

„gute" und „schlechte": Gute Kohlenhydrate (in Vollkornbrot, Kartoffeln, Hülsenfrüchten und Gemüse enthalten) erzeugen eine niedrigere Insulinausschüttung. Produkte, die reinen Zucker enthalten, beispielsweise Marmelade oder Süßigkeiten, bezeichnet man als schlechte Kohlenhydrate, da sie eine stärkere Insulinausschüttung hervorrufen.

Die folgende Abbildung des glykämischen Index habe ich aus dem Buch „Zucker-Knacker" übernommen:

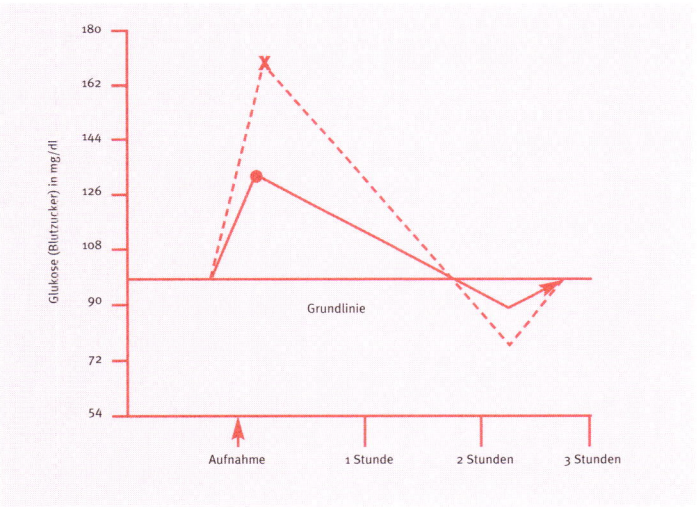

Glykämischer Index

X = hochglykämisches Kohlenhydrat
● = niedrigglykämisches Kohlenhydrat

Wenn diese Blutzuckerkurven mit den Impulskurven der Kohlenhydrate verglichen werden, springt die Ähnlichkeit förmlich ins Auge. Daraus ist für mich ersichtlich, dass der Blutzuckerspiegel wie die Speichelproduktion vegetative Funktionen sind, die vom Gehirn aus geregelt werden.

Kein Leben ohne Proteine!

Die kleinsten Bausteine der Proteine (Eiweiße) sind Aminosäuren. Diese braucht der Körper für die Zellerneuerung, für die Regeneration, für die Kopierung der Gene, für die Hormonbildung und für die Neurotransmitter (Botenstoffe), die die Nervenleitungen unterhalten. Proteine stellen außerdem die Energiereserven des Körpers dar, denn sie können zu Glukose (Traubenzucker) aufgebaut werden, wenn die Zuckerreserven der Leber verbraucht sind. Die insgesamt etwa 250 verschiedenen Eiweißprodukte sind alle aus verschiedenen Aminosäuren zusammengesetzt. Es gibt 20 Aminosäuren, die lebenswichtig sind, und acht Aminosäuren, die der Körper nicht selbst produzieren kann – und die deshalb unbedingt über die Nahrung zugeführt werden müssen. Damit der Körper gut mit allen Aminosäuren versorgt ist, sollte man möglichst nicht einseitig leben, sondern sowohl pflanzliches als auch tierisches Eiweiß verzehren.

Tierisches Eiweiß ist enthalten in

- Fleisch
- Fisch
- Geflügel
- Wurstwaren
- Eiern
- Milch und Milchprodukten

Pflanzliches Eiweiß ist enthalten in

- Brot
- Nudeln
- Reis
- Mais
- Kartoffeln
- Sojaprodukten
- Pilzen
- Algen
- Nüssen und Mandeln
- Hülsenfrüchten (Bohnen, Erbsen, Linsen)

Es sollte sowohl pflanzliches wie auch tierisches Eiweiß verzehrt werden, damit der Körper alle wichtigen Aminosäuren erhält.

Wirkung der Proteine im vegetativen System

Proteine wirken sich letztendlich auf die Sympathikusfunktion aus. Als reine Eiweiße kommen Naturprodukte nicht vor. Für die Verträglichkeit der Proteine ist das gleichzeitige Vorkommen von Fetten und Kohlenhydraten im Nahrungsmittel offenkundig wichtig. Andernfalls könnte der Sympathikus zu stark erregt werden. Dies würde dann einen Stresszustand für den Körper bedeuten, den er auf Dauer nicht aushalten kann. Zwangsläufig würden Krankheiten entstehen.

So sieht die annähernd idealtypische Impulskurve eines gesunden Menschen bei Hummer aus:

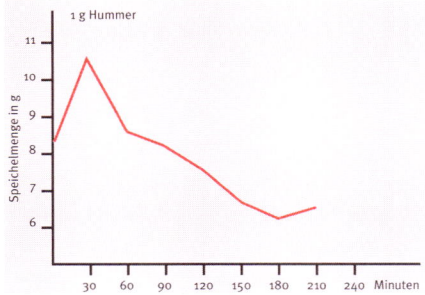

Hummer weist einen sehr hohen Anteil an Eiweiß auf (Verhältnis Eiweiß zu Fett 16:2). Ich habe dieses Nahrungsmittel deswegen ausgewählt, weil es nicht mit Haltbarkeitsstoffen verarbeitet wird und deshalb eine eindeutige Eiweißkurve ergibt.

So sieht die annähernd idealtypische Impulskurve eines gesunden Menschen bei Schinken aus:

Unbehandelte Nahrungsmittel erzeugen eindeutige Impulskurven. Konservierungsstoffe, Geschmacksverstärker und andere Zusatzstoffe verändern dagegen die Impulskurven. Für derartige Beimischungen ist das vegetative Nervensystem gar nicht „programmiert"

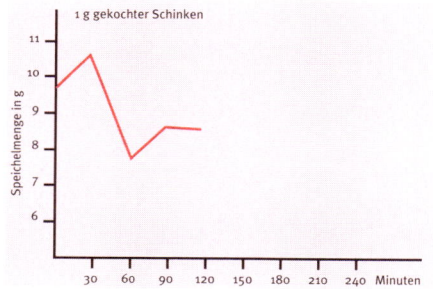

Bei gekochtem Schinken sieht das Verhältnis von Eiweiß zu Fett mit 21:13 etwas anders aus. Das schlägt sich auch in der Impulskurve nieder: Durch den höheren Fettanteil ist dieses Nahrungsmittel dem vegetativen Gleichgewicht näher, wirkt also nicht so stark und lang anhaltend auf den Sympathikus.

Milch wird von den Ernährungsexperten normalerweise den Proteinen zugeordnet. Da Milch aber Laktose (Milchzucker) enthält, zählt sie bei meinem Ernährungsprinzip zusammen mit Milchprodukten, die ebenfalls Milchzucker enthalten (siehe Tabelle Seite 49), zu den Kohlenhydraten. Da es sich bei der Milch um ein besonders ausgewogenes Nahrungsmittel handelt, das Eiweiß, Fett und Kohlenhydrate in ähnlich großen Anteilen enthält, wirkt

Milch nicht so stark in die eine oder andere Richtung im vegetativen System (siehe Impulskurve Seite 33). Die Kohlenhydrate werden zuerst registriert.

Fett ist kein Feind!

Der Körper braucht Fett für die Hormonproduktion und für die Bildung der Prostaglandine (Entzündungshemmer). Fette sind Bausteine für die Zellmembran und stabilisieren die Körpertemperatur. Aus Fetten werden Gallensalze gebildet, und bei Energiebedarf kann der Körper aus den Fettzellen Glukose (Traubenzucker) aufbauen, also Energie gewinnen.

Fett ist als Dickmacher verrufen. Doch manche Menschen macht Fett schlank (mehr dazu bei Übergewicht, Seite 73 ff.)!
Ganz allgemein ist Fett ein Stabilisator des Stoffwechsels.

Folgende Fettsäuren kommen in Nahrungsmitteln vor

- Gesättigte Fettsäuren (u.a. enthalten in Fleisch, Eiern, Käse, Butter und anderen Milchprodukten)
- Einfach ungesättigte Fettsäuren (u.a. enthalten in Oliven-, Sonnenblumen- und Distelöl sowie anderen Ölen)
- Mehrfach ungesättigte Fettsäuren (u.a. enthalten in fetten Fischen wie Lachs, Makrele oder Hering)

Die Hälfte der von Ernährungswissenschaftlern empfohlenen 60 – 90 g Fett am Tag sollte möglichst aus ungesättigten Fettsäuren bestehen.

Fett ist kein Feind, vor allem nicht die „positiven" Fette, die reichlich in fettem Fisch, in Ölen und Nüssen enthalten sind. Viele Menschen können mit einer fettreichen Kost sogar abnehmen!

Wirkung von Fett im vegetativen System

Fett wirkt ausgleichend auf das vegetative Nervensystem und stabilisiert es.

Sicherlich kennen Sie die Sehnsucht nach einem wohligen Ölbad zur Entspannung am Abend. Hier hat Öl, wenngleich äußerlich angewandt, ebenfalls eine ausgleichende Funktion auf den Organismus. Öl wirkt auch über die Haut stabilisierend auf das vegetative Nervensystem

Wie bei den Kohlenhydraten hat es der Körper auch bei den Fetten leichter, wenn man zu einer Mahlzeit nur eine Fettart, also entweder gesättigte oder ungesättigte Fettsäuren, zu sich nimmt.

Verwenden Sie deshalb entweder nur Öl oder nur Butter zu einer Mahlzeit. Braten Sie den Fisch in Öl, wenn Sie den Salat mit Öl anmachen. Wenn Sie Butter zur Zubereitung verwenden, dann nehmen Sie auch Butter zum Gemüse.

So sieht die annähernd idealtypische Kurve eines gesunden Menschen bei Olivenöl aus:

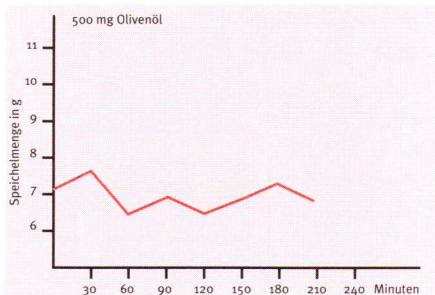

Butter zeigt eine ähnliche Impulskurve wie Öl mit einem sehr ausgewogenen Verlauf.

Der Körper strebt Ausgewogenheit an

Das vegetative System weckt den Appetit auf ein bestimmtes Nahrungsmittel oder eine bestimmte Kombination von Nahrungsmitteln – weil es auf Ausgleich bedacht ist. Deshalb bekommt man nach einem „salzigen" Essen meist Appetit auf etwas Süßes, nach einem eiweißreichen Essen hat man Appetit auf Kohlenhydrate. Hier liegen wohl die Wurzeln von Sprichwörtern wie „Fisch muss schwimmen".
Wenn bei einer Mahlzeit die Kombination von Kohlenhydraten, Eiweißen und Fetten in sich ausgewogen ist, fühlt man sich nach dem Essen satt und wohl.

Der Appetit ist ein physiologischer Trieb, der nur schwer mit dem Verstand zu steuern ist. Wenn Sie Ihrem Appetit wieder auf die Spur kommen, weist er Ihnen den Weg zu den Nahrungsmitteln, die Ihr Körper braucht.
Isst man mehrere verschiedene Kohlenhydrate auf einmal, so ist die Ausgewogenheit des Körpers nicht gewährleistet. Hormonell steuert der Körper dagegen.

Das Prinzip der Impuls-Diät: Mischkost mit Rhythmus

Kohlenhydrate, Proteine und Fett zeigen unterschiedliche, ganz spezifische Wirkungen im vegetativen Nervensystem:

• Kohlenhydrate rufen eine sofortige heftige Impulswirkung hervor. Sie wirken auf den Parasympathikus.
• Proteine wirken sich auf den Sympathikus aus.
• Fett stabilisiert das vegetative System.

Wie die Physik lehrt, verrechnen sich Kurven arithmetisch, also im Mittel. Das bedeutet, dass die Impulswirkungen aller drei Nährstoffgruppen zusammen das vegetative Nervensystem am besten im Gleichgewicht halten.

Deshalb braucht der Körper eine ausgewogene Mischkost aus allen drei Nährstoffgruppen.

• Ausgewogen isst man am besten, wenn man zu jeder Mahlzeit nur eine Kohlenhydratart zu sich nimmt.
• Wohler fühlt sich der Körper, wenn man zu jeder Mahlzeit nur eine Fettart zu sich nimmt.
• Da Kohlenhydrate in ihrer Impulswirkung in aller Regel den Ausgangspunkt nach zwei Stunden wieder erreichen, ist es sinnvoll, alle zwei Stunden eine Kleinigkeit zu essen. Dann bewegen sich die Impulskurven nicht in den negativen Bereich, der Energiefluss bleibt ständig gewährleistet. Solch eine Zweistundeneinheit kann durchaus auch nur eine Tasse Tee sein. Auch Tee bewirkt eine positive Impulskurve.

Ein Modell der Impulskurven von Kohlenhydraten, die sich im Zweistundentakt aneinander reihen, zeigt, dass die Kurven im positiven Bereich bleiben. Das vegetative System wird nicht durch eine Insulinausschüttung ausgebremst. Der positive Effekt: Ein Energieschub folgt dem anderen, Konzentration und Lernfähigkeit bleiben gewährleistet.

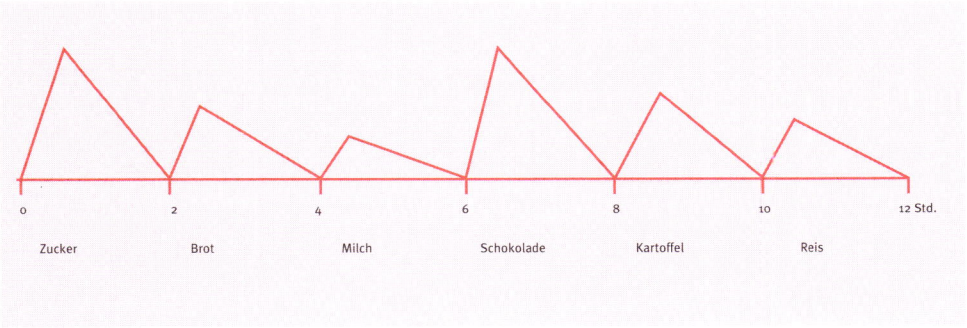

Das ist das einfache Prinzip der Impuls-Diät: eine Mischkost mit Rhythmus! Wenn Sie sich an diese Form der ausgewogenen Ernährung im Zweistundentakt halten und auf diese Weise dem Körper – je nach Appetit – regelmäßig Nachschub geben, entsteht kein Heißhunger, denn das vegetative System bleibt im Lot. Der Körper wird mit allem versorgt, was er für das reibungslose Funktionieren benötigt, und Sie fühlen sich gleich bleibend wohl.

Richtig essen, um im Gleichgewicht zu bleiben

Nachdem Sie nun wissen, welches Ernährungsprinzip für unser inneres Gleichgewicht sorgt, geht es jetzt darum, das Wissen in die ganz alltägliche Essenspraxis umzusetzen. Im Anschluss daran werden verschiedene Nahrungsmittel – ihre Zusammensetzung und ihre Wirkung auf das vegetative Nervensystem – noch genauer beleuchtet.

Hier sind noch einmal die Grundregeln der Impuls-Diät bzw. der Mischkost mit Rhythmus zusammengefasst. Auf den folgenden Seiten ist häufig nur vom „allgemeinen Prinzip" die Rede, wenn die Grundregeln dieser Ernährungsweise gemeint sind:

Mit der Impuls-Diät ist es möglich, abzunehmen, sein Gewicht ohne Mühe zu halten, bestimmte vegetative Störungen in den Griff zu bekommen – und sich einfach wohler und leistungsfähiger zu fühlen

- Nehmen Sie zu jeder Mahlzeit **nur eine Kohlenhydratart** zu sich.
- Nehmen Sie zu jeder Mahlzeit **nur eine Fettart**, also entweder nur Öl oder nur Butter, zu sich.
- Achten Sie auf den Rhythmus: Essen oder trinken Sie **alle 2 Stunden etwas.**
- Getränke wie **Kaffee und Tee** sind als **eine Mahlzeit**, also als eigenständige Zweistundeneinheit, zu betrachten. Wer möchte, kann Milch und/oder Zucker dazunehmen. Wasser oder Kräutertee können jederzeit getrunken werden.
- Alle Nahrungsmittel sind **nach 10 Stunden**, über Nacht, **abgebaut.** Diese Zeit braucht das vegetative System als Ruhepause.

Mit ein bisschen Praxis wird Ihnen das Prinzip „Nur eine Kohlenhydratart pro Mahlzeit" bald in Fleisch und Blut übergehen:

- Aus der Tabelle auf Seite 46/47 können Sie auf einen Blick ablesen, welche Nahrungsmittel bei einer einzelnen Mahlzeit „gemixt" werden dürfen und welche nicht. Wählen Sie pro Mahlzeit immer nur eine Kohlenhydratart aus der Rubrik Kohlenhydrate. Dazu können jederzeit Fett und mehrere Proteine und vor allem reichlich das „neutrale" Gemüse gegessen werden. Sie sollten Ihre Scheibe Brot also beispielsweise mit Schinken, Hartkäse und/oder Ei belegen, dann nehmen Sie nur die Kohlenhydratart Getreide zu sich. Streichen Sie sich dagegen Marmelade aufs Brot, kommen als weitere Kohlenhydratarten Fruchtzucker und Zucker hinzu.

Obst enthält mit Zucker und Fruchtzucker zwar zwei Kohlenhydratarten, ist jedoch ein in sich sehr ausgewogenes Nahrungsmittel – dass Sie aber dennoch nur als eigene Mahlzeit und nicht beispielsweise zum Käse- oder Schinkenbrot essen sollten. Denn dann würde sich ja noch die Kohlenhydratart Getreide hinzuaddieren.

Wenn Sie die stärkereichen Kartoffeln mit Fleisch, Fisch, Geflügel und/oder Gemüse essen, bleibt es bei einer Kohlenhydratart. Nehmen Sie zu den Kartoffeln als weitere Beilage allerdings noch Nudeln hinzu, landet eine weitere Kohlenhydratart, nämlich Getreide, auf dem Teller.

Wenn Sie aber zu Ihrer Pasta gern eine Scheibe Brot essen, dann guten Appetit – denn sowohl Nudeln als auch Brot zählen zur gleichen Kohlenhydratart Getreide.

- Die in der Rubrik „Gemischte Produkte" aufgeführten Nahrungsmittel enthalten aufgrund ihrer ausgewogenen Nährstoffzusammensetzung ebenfalls eine Kohlenhydratart und sollten deshalb ebenfalls nicht zusammen mit anderen Kohlenhydraten gegessen werden.
- Gemüse ist dagegen „neutral", das heißt, es kann ideal mit allen anderen Nahrungsmitteln kombiniert werden.

Mit unbehandelten Nahrungsmitteln hat es der Körper leichter

Sie sollten möglichst selbst kochen, weil Sie dann wissen, was in den Gerichten drin ist. Achten Sie auch auf Ihre Brotauswahl. Viele Menschen entwickeln Unverträglichkeiten gegen Getreide. Häufig ist das sogar die Ursache von Allergien wie Heuschnupfen (siehe auch Seite 115). Laut einem „Spiegel TV"-Bericht backen nur noch fünf Prozent der Bäcker in Deutschland Brot ohne Zusätze von Backmischungen. Zum Brotteig werden u.a. Mais, Kartoffeln, Glukosesirup, Zucker sowie eine ganze Reihe von anderen Geschmacksstoffen, außerdem Konservierungsstoffe zugegeben. Für derartige Beimischungen ist das vegetative Nervensystem aber gar nicht programmiert! Es gerät aus dem Gleichgewicht – erkennbar an den veränderten Impulskurven.

Nahrungsmittelgruppen

Kohlenhydrate	Proteine	Fette	Gemüse (neutral)
Zucker	Fleisch	Öl	Aubergine
Fruchtzucker	Fisch	Butter	Blattsalat
(Obst, Fruchtsaft)	Geflügel	Sahne*	Blumenkohl
Getreide	Pilze	Crème	Brokkoli
(Mehl, Brot, Nudeln)		fraîche*	Chinakohl
Alkohol		Avocado	Fenchel
Milch und Milch-			Gurke
produkte, die			Grünkohl
Milchzucker			Kohlrabi
enthalten			Mangold
Stärke (Kartoffeln,			Paprika-
Reis, Mais)			schote
			Porree
Nur eine Kohlen-			Rettich
hydratart pro			Rotkohl
Mahlzeit !			Rosenkohl
			Schwarzwurzel
			Spargel
			Spinat
			Spitzkohl
			Tomate
			Weißkohl
			Wirsing
			Wurzelgemüse
			Zucchini
			Zwiebel

**Quark und Käse
siehe Milchtabelle
Seite 49**

Nahrungsmittelgruppen

Gemischte Produkte
Banane
Nüsse, Mandeln
Hülsenfrüchte (Erbsen,
  Bohnen, Linsen)

**Nicht mit anderen
Kohlenhydraten
kombinieren!**

Kräuter, Gewürze
Ohne Einschränkung
zu verwenden, vor
allem frische Kräuter.

Genussmittel
Kaffee
schwarzer Tee
grüner Tee (fast
  neutral)
Kakao

**Als einzelne
Mahlzeit trinken!**

* Enthalten eine Kleinstmenge Milchzucker; deshalb nur sparsam zusammen mit anderen
  Kohlenhydratarten verwenden!

Milch und Milchprodukte

Milch ist ein besonders gut verträgliches Nahrungsmittel, weil der Gehalt an Eiweiß, Fett und Kohlenhydraten ähnlich groß ist. Da Milch, ebenso wie Milchprodukte, die aus Gesamtmolke hergestellt werden, Milchzucker (Laktose) enthalten, sind sie bei der Mischkost mit Rhythmus den Kohlenhydraten und nicht wie sonst üblich den Proteinen zugeordnet. Diese Milchprodukte sowie Milch selbst sollten deshalb bei einer Mahlzeit nicht mit anderen Kohlenhydraten kombiniert werden. Milchprodukte, die keinen oder kaum Milchzucker enthalten, gelten dagegen bei der Mischkost mit Rhythmus als neutral und dürfen deshalb zusammen mit anderen Kohlenhydraten gegessen werden.

• Wenn Sie also Appetit auf ein Käsebrot haben, dann können Sie sich die Brotscheibe (Brot = Kohlenhydrat) je nach Geschmack mit einer Käsesorte aus der linken Spalte der nebenstehenden Tabelle belegen. Brie, Camembert und Cheddar oder den cremigen Frischkäse aus der rechten Spalte essen Sie dagegen besser pur oder zusammen mit knackiger Rohkost oder Gemüse.

Milch und Milchprodukte

Enthält keinen oder kaum Milchzucker = neutral	Enthält Milchzucker = Kohlenhydrat
Quark	Milch
Hartkäsesorten	Sahne
Mozzarella	Saure Sahne
Emmentaler	Crème fraîche
Edamer	Kondensmilch
Gouda	Buttermilch
Tilsiter	Dickmilch
Butterkäse	Joghurt
Gorgonzola	Kefir
Roquefort	Frischkäse
Limburger	Doppelrahmkäse
Kochkäse	Hüttenkäse
Feta	Cheddar
(Schafskäse)	Brie
Ziegenkäse	Camembert
Parmesan	Trockenmilchpulver
(in kleinen Mengen)	Rohmilchkäse
Romadur	
Schmelzkäse	
Mit einer anderen Kohlenhydratart kombinierbar!	**Nicht mit einer anderen Kohlenhydratart kombinierbar!**

Gemüse und Kräuter

Gemüse ist reich an Vitaminen und Mineralstoffen und sollte deshalb reichlich und oft auf den Tisch kommen. Im vegetativen Nervensystem zeigt Gemüse eine neutrale Reaktion. Es ist daher im Allgemeinen gut verträglich und kann mit allen anderen Nahrungsmitteln kombiniert werden. Ein wenig vorsichtig sollten Sie allerdings bei Möhren und Zuckerrüben sein, wenn Sie eine Kohlenhydratbeilage dazu wählen, denn diese Gemüse enthalten verhältnismäßig viel Zucker (Kohlenhydrat!).
Auch bei Kräutern haben Sie grünes Licht. Verwenden Sie diese Vitalstoffspender am besten frisch und so häufig wie möglich!

Die stärkereichen Hülsenfrüchte, also Linsen, alle Bohnen und Erbsen, sind dagegen nicht neutral. Als so genannte gemischte Produkte (siehe Seite 51) enthalten sie auch eine Kohlenhydratart und sollten deshalb nicht mit anderen Kohlenhydraten kombiniert werden.

Obst

Früchte enthalten Zucker und Fruchtzucker, manche auch Stärke (Bananen), außerdem Stabilisatoren wie Fettsäuren oder Salicylsäure (der Wirkstoff in Aspirin). In einigen Obstsorten finden sich darüber hinaus Aminosäuren, beispielsweise Tryptophan, das normalerweise beruhigend wirkt, aber auch andere Aminosäuren. Alle neben Fruchtzucker und Zucker zusätzlich im Obst enthaltenen Stoffe haben wohl die Funktion, die stark parasympathische Wirkung der beiden Kohlenhydrate Zucker und Fruchtzucker abzumildern und dieses natürliche Nahrungsmittel in sich ausgewogener und bekömmlicher zu machen.

• Essen Sie Früchte als einzelne Mahlzeit, also als eine Zweistundeneinheit, und bleiben Sie pro Mahlzeit bei einer Obstsorte. Naschen Sie von Früchten wie Weintrauben nicht eine nach der anderen über Stunden hinweg. Gönnen Sie sich lieber eine Portion auf einmal, und machen Sie dann eine Pause von etwa zwei Stunden. Wenn Sie alle 30 Minuten eine Traube essen, wird jedes Mal eine neue Impulskurve ausgelöst.

- Vermeiden Sie es, das Käsebrot zusammen mit der Banane oder dem Apfel zu essen, sonst summieren sich die Impulswirkungen mehrerer Kohlenhydrate.
- Etwas Fett und Eiweiß darf dagegen ruhig zum Obst dazugegessen werden. Die heiß geliebten Erdbeeren mit Schlagsahne oder das Früchtequarkdessert sind also gerettet!
- Neurodermitiker (siehe auch Seite 116) vertragen zu Obst am besten fetten Käse. Bei ihnen besteht nämlich häufig eine Fruchtzuckerunverträglichkeit. Durch das Fett wird ihr vegetatives System stabilisiert.

Vorsicht – ein leckerer Obstsalat ergibt schnell einen „Kohlenhydratmix“: Apfel, Birne und Co enthalten Zucker und Fruchtzucker, die Banane aber noch zusätzlich Stärke!

Gemischte Produkte

Zu den so genannten gemischten Produkten zählen Hülsenfrüchte, also Bohnen, Erbsen und Linsen, außerdem Nüsse, Mandeln und Bananen. Diese Nahrungsmittel sind in ihrer Nährstoffzusammensetzung recht ausgewogen, enthalten dementsprechend auch Kohlenhydrate. Deshalb sollte man sie nicht zusammen mit anderen Kohlenhydratarten verzehren.

- Obwohl dieses Prinzip für Nüsse gilt, bildet Nussschokolade die erfreuliche Ausnahme von der Regel. Das hängt mit der dominanten Wirkung von Schokolade (siehe Seite 52) zusammen.

Genussmittel

Kaffee und Tee

Kaffee und Tee regen das zentrale Nervensystems an. Während Kaffee sehr schnell anregt, hat Tee eine lang anhaltende Wirkung – wenn man ihn lange genug ziehen lässt. Das rührt daher, dass das Koffein im Tee langsamer freigesetzt wird.

Kaffee kann aber auch eine gegenteilige Wirkung zeigen: Ab 60 g Kaffee – das entspricht ungefähr einer Menge von drei Tassen – ist der Umschlagpunkt erreicht. Dann macht Kaffee müde, weil das Gehirn die Übererregung ausbremst. Dies kann auch schon bei einer kleineren Menge passieren, wenn von vornherein ein hoher Erregungszustand gegeben war.

- Für den niedrigen Typ ist Kaffee gut bekömmlich. Trotzdem Vorsicht! Viele Menschen zeigen zwei Stunden nach einer Tasse Kaffee eine starke Sympathikusreaktion. Das bedeutet, dass sie verstärkt hungrig davon werden. Die Folge ist häufig Heißhunger auf Zucker!
- Der hohe Typ verträgt dagegen grünen Tee besser, dessen nur leicht anregende Wirkung wach macht, ohne das Nervensystem überzustrapazieren.
- Kaffee oder schwarzer Tee werden in etwa fünf Stunden abgebaut und sollten nach Möglichkeit als Zweistundeneinheit betrachtet, also als einzelne Mahlzeit getrunken werden. Deshalb sollten Sie den Morgenkaffee oder -tee im Idealfall ein bis zwei Stunden vor dem eigentlichen Frühstück trinken. Grüner Tee kann dagegen fast als neutral angesehen werden.
- Kaffee und Kuchen am Nachmittag – wer hat diese Gemütlichkeit nicht gern – sollten eine Ausnahme bleiben! Diese Kombination setzt leicht überflüssige Pfunde an, der Genuss ist außerdem kurz – die Müdigkeit folgt bestimmt. Und nicht zuletzt wird man danach schnell wieder hungrig.

Schokolade

Wer kennt das nicht: Die Laune ist auf dem Tiefpunkt. Man gönnt sich ein Stück Schokolade – und schon sehen die Dinge wieder ganz anders aus!

Schokolade ist für viele Menschen mehr als ein besonders köstliches Genussmittel: Erwiesenermaßen erhöht Schokolade das Durchhaltevermögen und enthält darüber hinaus Substanzen, die gegen depressive Verstimmungen wirken. Das ist quasi die Schokoladenseite. Andererseits gilt Schokolade als Kalorienbombe und ist als Dickmacher verrufen. Von daher verzichten viele Schokoladenliebhaber, die auf die schlanke Linie achten müssen, schweren Herzens auf die süße Verführung. Doch wenn man weiß, wie man Schokolade „richtig" isst, setzt sie nicht unbedingt an:

- Gönnen Sie sich ruhig ab und zu diesen Genuss, aber als einzelne Mahlzeit! Also nicht jede halbe Stunde einen Riegel naschen – denn dann macht Schokolade tatsächlich dick –, sondern eine Portion, und dann ist Schluss für zwei Stunden! Die „Portion" darf ruhig auch einmal eine ganze Tafel sein. Sie können aber auch nach einer Fleisch- oder Fischmahlzeit mit Gemüse Schokolade als Nachtisch essen.

Die Kakaobohne, aus der Schokolade hergestellt wird, enthält 1,5 – 3 % Theobromin. Theobromin wirkt bronchienerweiternd, entwässernd und steigert die Herzmuskelkraft. Als alleinige Substanz musste Theobromin deshalb in der Pharmakologie wegen zu vieler Nebenwirkungen verworfen werden. In Form von Schokolade ist Theobromin dagegen sehr bekömmlich. In dieser „Verpackung" zeigt das Theobromin quasi als „Nebenwirkung" die positive Wirkung, die man in der Pharmakologie so gern hätte nutzen wollen.

Meinen Beobachtungen zufolge verträgt fast jeder Schokolade gut. Inzwischen setzt sich sogar die Meinung durch, dass Schokolade auch für Diabetiker erlaubt ist. Es gibt mittlerweile Studien, die nachweisen, dass der Cholesterinspiegel bei regelmäßigem Schokoladengenuss nicht angehoben, sondern im Gegenteil sogar gesenkt wurde.

Der niedrige Typ, der eher hohe Impulswellen braucht, damit sein vegetatives Nervensystem im Gleichgewicht bleibt, hat ein größeres Verlangen nach Schokolade als der hohe Typ.

Bei den Genussmitteln darf auch das Nikotin nicht fehlen! Nikotin setzt an den Rezeptoren (Ansatzstellen) des Parasympathikus an und zeigt eine zentral anregende und belebende Wirkung. Kurzfristig steigt die Konzentrationsfähigkeit an. Der niedrige Typ braucht diese Wirkung wohl eher als der hohe Typ

Getränke

Nichtalkoholische Getränke

Limonaden, Fruchtsaftgetränke und Coca Cola sollten wie Kaffee und schwarzer Tee möglichst als eine eigenständige Mahlzeit angesehen werden. Diese süßen Getränke enthalten Kohlenhydrate, vor allem Zucker, weshalb man sie höchstens mit Eiweiß, Fett oder neutralen Nahrungsmitteln wie Gemüse kombinieren sollte. Mineralwasser dürfen Sie dagegen jederzeit trinken – je mehr, desto besser!

Alkohol

Beim hohen Typ schlägt die entspannende Wirkung von Alkohol mehr an als beim niedrigen Typ. In Maßen (!) bekommt er dem hohen Typ auch besser. Nach ausgiebigem Alkoholgenuss schläft es sich dagegen grundsätzlich schlecht

Gemütlichkeit, Fröhlichkeit, rauschende Feste – was wäre das Leben ohne diese schönen Stunden! Und ohne das eine oder andere Glas Wein sind sie für viele Menschen nur halb so schön. Das sollte man sich auch nicht nehmen lassen.

Doch nicht jedem bekommt Alkohol gut! Bei der Frau ist die Verträglichkeit von Alkohol vom hormonellen Zyklus abhängig. Männer vertragen Alkohol besser, da sie einen ausgeglicheneren Hormonspiegel haben. Es hängt aber auch von der Stimmung ab, wie man Alkohol verträgt.

Alkohol zeigt in der Regel eine kohlenhydratspezifische Impulskurve, wirkt also auf den Parasympathikus und sorgt somit für Belebung und Entspannung. Diese Wirkung hält aber nur kurzfristig an, sie schlägt schnell ins Gegenteil um. Dann macht Alkohol müde – übrigens auch Männer, die eine „bestimmte Aktivität" planen! Da die Impulskurve nach einem Hoch rasch in den negativen Bereich fällt, kommt außerdem bald Appetit auf. Entweder isst man dann etwas oder man trinkt weiter, und beides lässt den Zeiger der Waage ausschlagen. Wenn Sie auf Ihr Gewicht achten wollen, sollten Sie also daran denken, dass Alkohol hungrig macht. Der morgendliche Kater nach feuchtfröhlichen Stunden kommt übrigens davon, dass Alkohol das vegetative System über Nacht stark absenkt!

Nun müssen Sie aber fortan nicht abstinent leben. Beherzigen Sie einfach bei Einladungen und Festen die folgenden Tipps, damit der Alkoholgenuss ohne Reue bleibt:

- Verzichten Sie auf den Aperitif.
- Nehmen Sie als Vorspeise einen Salat, Antipasti, Gemüse oder eine Suppe – aber essen Sie kein Brot dazu. Dann dürfen Sie sich schon das erste Glas Wein gönnen.
- Wenn Sie zum Hauptgang auf Kartoffeln, Reis oder Nudeln verzichten, dürfen Sie ein (weiteres) Glas Wein dazu trinken.
- Wählen Sie eine Nachspeise, die Schokolade enthält, beispielsweise Mousse au chocolat.
- Ganz allgemein ist Alkohol am bekömmlichsten, wenn dazu Eiweiß und Fett gegessen wird. Käse, Fleisch, Fisch und Gemüse bieten sich als „Begleiter" daher geradezu an.
- Zwei Stunden nach dem Alkoholgenuss sollte das vegetative System am besten durch eine andere Kohlenhydratart, beispielsweise durch Brot oder Schokolade, angehoben werden. Oder Sie trinken ein bis zwei Gläschen Wein, löschen ihren Durst zwischenzeitlich mit Mineralwasser und genießen nach zwei Stunden wieder ein oder zwei Gläschen vom Rebensaft.

Circa zwei Gläser Rotwein enthalten 30 mg Salicylsäure (der Wirkstoff in Aspirin), die die Verklumpung des Blutes verhindert. Daher kommt die bekannte Feststellung, dass Rotwein einem Herzinfarkt vorbeugt. Dies trifft meiner Meinung nach besonders für den hohen Typ zu.

Die neue Sicht der Ernährung – auf einen Blick

1. Nahrungsmittel enthalten nicht nur Bausteine, die der Körper zur Regeneration und Energieversorgung braucht, sondern sie haben auch eine Wirkung auf das Gehirn und das vegetative Nervensystem.

Nahrungsmittel lösen eine Impulswirkung (einen Anstoß) aus, die über sensorische (zum Gehirn aufsteigende) Nervenbahnen aufgenommen wird, im Gehirn weiterverarbeitet wird und über das vegetative Nervensystem eine direkte Wirkung auf die Körperfunktionen hat.

2. In einer Zeit, in der Fastfood, Light-Produkte, Diäten und diverse einseitig ausgerichtete Ernährungsansätze Hochkonjunktur haben, möchte ich Ihnen eine Kostform vorstellen, die man als Mischkost bezeichnen kann und die zugleich dem körpereigenen Rhythmus angepasst ist.

Dieses Ernährungsprinzip macht es möglich, abzunehmen, das Gewicht ohne Mühe zu halten, bestimmte vegetative Störungen besser in den Griff zu bekommen – und sich einfach wohler und leistungsfähiger zu fühlen.

3. Übergewicht ist häufig die Folge eines gestörten Kohlenhydratstoffwechsels. Hier gibt es zwei Störungsformen: Die eine basiert auf der Neigung zum Diabetes, die andere kommt durch die Neigung zum Unterzucker zustande.

Weiterhin gibt es Menschen, die mit Kohlenhydraten falsch umgehen, sie falsch kombinieren und dadurch zunehmen.

Übergewicht kann aber auch die Folge eines gestörten Fettstoffwechsels sein.

Bei vielen Menschen entsteht Übergewicht durch eine individuelle Störung des vegetativen Nervensystems. Aus diesem Grund funktionieren Diäten nicht in jedem Fall gleich.

4. Fett ist kein Feind, vor allem nicht die positiven Fette. Sie sind beispielsweise in fettem Fisch, in Ölen und Nüssen enthalten. Fette stabilisieren den Stoffwechsel, sie sind notwendig für die Regulierung der Körpertemperatur und sie sind Bausteine für die Hormonproduktion und Gallensäurebildung des Körpers. Viele Menschen können mit einer fettreichen Kost sogar ihr Gewicht reduzieren!

5. Eine Sinnesqualität ist messbar geworden – die des Geschmacks! Langjährige Beobachtungen von Nahrungsmittelwirkungen, getestet anhand von Speicheluntersuchungen, haben es möglich gemacht, Aussagen über die Wirkung von Nahrung im Gehirn und über die Auswirkungen auf das vegetative Nervensystem zu treffen.

Nahrungsmittel lösen einen Sinnesreiz aus, der in Form von Impulskurven gemessen werden kann. Gemessen wird die Rückantwort, die das Gehirn über das vegetative Nervensystem auf die Körperfunktionen ausübt.

Ernährungs

einmal

gewohnheiten

anders

beleuchtet

Die Empfehlung, alle zwei Stunden etwas zu essen, kommt nicht von ungefähr. Es scheint physiologisch vorgegeben zu sein, dass der Mensch etwa alle zwei Stunden Hunger bekommt. Schon beim Säugling entdeckt man den Zweistundenrhythmus.

Richtig essen: Die Weichen werden früh gestellt

So strapaziös es für die Mutter sein mag, mehrmals in der Nacht aufzustehen und ihrem Kind die Brust oder die Flasche zu geben – wenn das Baby schreit, weil es Hunger oder Durst hat, reagiert es auf ein Körpergefühl.

Die Natur hat es perfekt eingerichtet, dass ein Neugeborenes mit Nahrung versorgt wird, die sein vegetatives Nervensystem von Anfang an ins Gleichgewicht bringt. Denn wie wir gesehen haben, ist Milch aufgrund ihrer ausgewogenen Nährstoffzusammensetzung ein besonders verträgliches Nahrungsmittel. Wird der Säugling nach der Geburt mit Muttermilch versorgt, die sogar ein wenig mehr Fett enthält als Kuhmilch, stabilisiert sich dadurch das vegetative System noch etwas mehr. Stillkinder sind meist ruhiger, schlafen besser und wachen nicht so häufig auf wie Flaschenkinder.

Später wird die Nahrungspalette dann um Kuhmilch erweitert, es kommen Bananen, geriebene Äpfel, Gemüsebrei, Kartoffeln, Butter usw. hinzu. Systematisch lernen der Säugling und das Kleinkind die Wirkungen der einzelnen Nahrungsmittel kennen.

Diese Nahrungsmittelwirkungen werden im Gehirn gespeichert!

Irgendwann kann ein Kleinkind seine Bedürfnisse äußern und verlangt dann, wenn es Hunger hat, nach einem speziellen Nahrungsmittel. Ich denke, dass es sehr wichtig ist, auf derartige Bedürfnisse eines Kindes einzugehen. Kinder fangen frühzeitig an zu spüren, welches Essen ihnen gut tut. Wenn ein Kind ganz offensichtlich eine Mahlzeit nicht mag, sollte es nicht gezwungen werden, trotzdem zu essen. Das Kind soll ja lernen, seinen Appetit zu registrieren, dieses Körpersignal bewusst wahrzunehmen. Ebenso sollte man nicht darauf bestehen, dass es seinen Teller leer isst. Besser lädt man den Teller erst gar nicht so voll, denn das Kind soll ebenfalls frühzeitig lernen, das Maß und die Menge an Nahrung, die ein Wohlgefühl erzeugt, selbst zu bestimmen.

Die Esskultur ist immer der jeweiligen Lebensregion angepasst: Ein Eskimo im hohen Norden muss anders essen als ein Südländer. Die Klima- bzw. Temperaturunterschiede zwingen zu einem unterschiedlichen Essverhalten

Diese frühen Kodierungen behält man ein Leben lang.

Wenn einem Menschen allerdings als Kind beigebracht wurde, dass beispielsweise Milch ungesund sei, er als Erwachsener aber trotzdem Appetit darauf hat, so sollte er eher seinem inneren Bedürfnis folgen und trotzdem Milch trinken. Denn der Appetit steuert das innere Gleichgewicht. Das gilt ein Leben lang. Im Alter verringert sich lediglich die Anzahl der reagierenden Geschmacksknospen.

Vom frühzeitigen richtigen Umgang mit Nahrungsmitteln hängt viel ab, denn dadurch kann der Grundstein für ein lebenslang ausgeglichenes vegetatives System gelegt und damit die Basis für Wohlgefühl und Leistungsfähigkeit geschaffen werden.

Säuglingsnahrung

Die Palette an Fertigprodukten für Babykost, die im Supermarkt und in der Drogerie angeboten wird, ist riesig. Mütter und Väter haben es dadurch in der heutigen Zeit viel leichter, ihren Nachwuchs mit kindgerechter Nahrung zu versorgen. Sie müssen nicht mehr den ganzen Tag in der Küche stehen und Äpfel reiben, Bananen zu Mus zerdrücken, Kartoffeln und Gemüse kochen und klein schneiden. In ein paar Minuten ist ein Gläschen aufgewärmt. Grundsätzlich sind die angebotenen Produkte von hervorragender Qualität. Lesen Sie aber in jedem Fall die Angaben auf der Verpackung zu Nährstoffen und anderen Inhaltsstoffen gründlich durch. Einige wenige Produkte enthalten mehrere verschiedene Kohlenhydratarten und erfüllen somit die Kriterien meines Ernährungsprinzips nicht. Der Säugling soll ja die Grundsubstanzen der Nahrungsmittel nach und nach kennen lernen, damit das Gehirn die Nahrungsmittelwirkungen speichern kann. Mehrere Kohlenhydrate zu einer Mahlzeit strapazieren das vegetative Nervensystem des Säuglings, die Bauchspeicheldrüse wird durch die ständig erfolgende Insulinausschüttung frühzeitig zu sehr beansprucht.

Dauert diese Ernährungsweise an, besteht die Gefahr, dass sich daraus ein Diabetes entwickelt (siehe auch Seite 92 ff.).
Auch können schon beim Säugling viel zu viele Fettzellen angelegt und damit die Grundlage für Übergewicht geschaffen werden. Häufig geben Eltern ihrem Kind viel zu früh Breikost, oft mit dem Hintergedanken, dass es dann satt ist und länger ruhig bleibt. Die Folge jedoch ist: Der Magen des Kindes wird geweitet und kann wesentlich mehr Nahrung aufnehmen. Wenn aber eine Veranlagung zu Übergewicht besteht, ist eine Magenweitung wahrlich nicht von Vorteil.

„Trainieren" Sie also bereits frühzeitig das Essverhalten Ihres Kindes, damit es die Fettzellen nicht in die Wiege gelegt bekommt und damit das vegetative Nervensystem, dass sich beim Säugling noch im Gleichgewicht befindet, im Lot bleibt. Da der Zweistundenrhythmus beim Essen physiologisch vorgegeben ist, bekommt Ihr Kind etwa alle zwei Stunden Hunger und verlangt nach Nahrung. Geben Sie ihm zwischendurch ein paar Löffel geriebenen Apfel oder ein Stück Banane. So wird der Zweistundenrhythmus eingehalten – und das Kind fühlt sich wohl. Für später ist das insofern wichtig, als der ständige Heißhunger auf etwas Süßes gar nicht erst aufkommt. Außerdem sind dann die Wahrnehmung und die Lernfähigkeit besser.

Tipp

Viele Eltern geben ihrem Baby spätabends oder nachts Tees mit Zucker oder Fruchtsaftgetränke zu trinken, damit es besser schlafen kann oder durchschläft. Unter Umständen wird das Kind von den Kohlenhydraten aber munter statt ruhiger. Geben Sie ihm besser Mineralwasser oder ungezuckerten Fencheltee.

Kinderfrühstück und Schulkost

Die Klagen der Lehrer über müde, unruhige und unkonzentrierte
Schüler werden seit Jahren immer lauter. Viele Kinder können
nicht mehr still sitzen, wippen ständig mit dem Stuhl und stören
den Unterricht – besonders auffällig ist dies in der ersten Schulstunde. Häufig hat dieses Verhalten damit zu tun, dass Kinder
einfach überfordert sind – durch belastende Familienverhältnisse,
stundenlanges Fernsehen, häufig bis in den späten Abend, man-
gelnde Bewegung und fehlende Möglichkeiten zum Austoben.
Manchmal liegt es aber „nur" am falschen Frühstück!
Jeder Tag ist ein Neubeginn – auch für das vegetative System.
Über Nacht, innerhalb von zehn Stunden, sind die Nahrungsmittelimpulse wieder abgebaut. Und damit besteht an jedem Tag
die neue Chance, im vegetativen Gleichgewicht zu beginnen. Dem
Frühstück als Neustart in den Tag kommt deshalb eine große
Bedeutung zu, ganz besonders beim Schulkind, dem in den folgenden Stunden hohe Konzentrations- und Lernfähigkeit abver-
langt wird.

Der Mensch braucht
nicht nur die Bau-
steine der Nahrungs-
mittel, sondern auch
die physiologischen
Impulse für sein
inneres Gleichge-
wicht

Das in der Werbung als so gesund gepriesene Kinderfrühstück
aus Cornflakes mit Milch und Zucker erweist sich hier als keines-
wegs optimal: Wenn Getreideprodukte wie Maisflocken mit
Zucker und Milch kombiniert werden, aktiviert dieser Kohlen-
hydratmix den Parasympathikus zu stark.
Bei einem Kind vom hohen Typ wird das vegetative System durch
ein Frühstück mit mehreren Kohlenhydratarten schnell bis zum
Anschlag überreizt. Die Folge ist entweder Unruhe und Zappelig-
keit – das Kind möchte sich bewegen – oder Aggressivität. Ein
Kind vom hohen Typ sollte zum Frühstück am besten Eier mit
Schinken oder ein Mettwurstbrot bekommen, auf jeden Fall keine
Cornflakes und nichts Süßes.
Ein Kind vom niedrigen Typ wird wie der Mitteltyp durch viele
Kohlenhydrate einfach müde. Diese Kinder brauchen morgens
etwas Süßes, beispielsweise eine Tasse Kakao, oder auch Quark
mit Honig oder Marmelade oder ein Käsebrot.

Prinzipiell ist auch das Frühstücksbrot mit einem Glas Milch und einem Stück Obst dazu eine ungünstige Kombination für Schulkinder. Denn auch hier werden mehrere Kohlenhydratarten zusammen verspeist. Besser ist ein Butterbrot mit Käse, Quark oder Schinken und dazu Mineralwasser oder auch nur ein Glas Milch oder Kakao oder lediglich eine Frucht – je nachdem wie groß der Hunger ist und worauf das Kind morgens Appetit hat. Zwei Stunden später in der Pause und dann nach der vierten Schulstunde sollten wieder Milch oder Kakao oder Obst oder ein belegtes Brot auf dem Stundenplan stehen und der Konzentration neuen Schub geben. Falls Ihr Kind ein Gemüsefan ist, gibt es bei diesen Vitaminbomben keine Beschränkungen. Da Gemüse als neutral eingestuft wird, kann es zu jeder Mahlzeit gegessen werden.

Außerdem lässt sich über diesen regelmäßigen Rhythmus der Kohlenhydratzufuhr der Süßigkeitenkonsum am besten auf ein vernünftiges Maß reduzieren.

Da in vielen Familien beide Elternteile berufstätig sind und deshalb häufig kein gemeinsames Mittagessen mehr stattfindet, bleiben viele Kinder im weiteren Tagesverlauf auch in puncto Ernährung sich selbst überlassen. Der Essensrhythmus gerät dann zwangsläufig durcheinander und das vegetative System aus dem Gleichgewicht.
Doch schon mit einem optimal zusammengestellten Frühstück und mit einer vernünftigen Ernährung während der Schulstunden kann viel für die Gesundheit unserer Kinder getan werden. In vielen Schulen gibt es darüber hinaus Bemühungen, mit einem gemeinsamen Schulfrühstück und durch Aufklärung über gesunde Ernährung einen Beitrag dazu zu leisten. Lobenswert ist ebenfalls, dass als Pausengetränk häufig nur Milch oder Kakao und nicht Limonade oder Cola angeboten wird.

Was Eltern beachten sollten
• Auch bei Schulkindern sollte der Zweistundenrhythmus eingehalten werden. Das Gleichgewicht des vegetativen Nervensys-

tems wird schon durch einen Keks, durch ein Bonbon oder ein Glas Limonade zwischendurch gestört. Bereits Kleinstmengen an Nahrungsmitteln erzeugen Impulskurven.

- Geben Sie Ihrem Kind nicht unentwegt Limonade oder Cola zu trinken, denn dann hat es später keinen Hunger. Die zuckersü-ßen Getränke sind höchstens als eine eigenständige Mahlzeit zwei Stunden nach dem jeweils letzten Essen gestattet und soll-ten dann als eine Portion und nicht schluckweise über einen längeren Zeitraum getrunken werden. Zum Durstlöschen zwischendurch sollte Ihr Kind Mineralwasser trinken; gewöhnen Sie es schon frühzeitig daran.
- Kinder können bereits eine hohe Speichelproduktion aufweisen und damit den Hinweis auf einen hohen Typ mit Überaktivität des Parasympathikus geben.

Familie und Ernährung

Es geht beileibe nicht immer harmonisch in einer Familie zu. Ein Grund kann sein, dass Menschen mit unterschiedlichem vegetati-vem System auf engem Raum miteinander auskommen müssen. Es fängt schon damit an, dass der eine morgens hellwach ist und munter herumspringt, der andere Schwierigkeiten hat, die Augen aufzukriegen, und nur schleppend in die Gänge kommt. Einer braucht morgens lediglich eine schnelle Tasse Kaffee, der Nächste hat Appetit auf ein deftiges Frühstück wie Eier mit Speck. Ein Kind möchte Kakao trinken oder Cornflakes essen, ein anderes hat nach dem Aufstehen überhaupt keinen Hunger und steckt sich für später eine Banane in die Schultasche. Das Chaos ist schon am Morgen perfekt, und für denjenigen, der das alles organisieren soll, beginnt der Tag mit gehörigem Stress.

Das gemeinsame Mittag- oder Abendessen kann für den Koch oder die Köchin ebenso zu einem Problem werden. Wie häufig schmeckt es den anderen nicht. Das liegt nicht immer an man-gelnden Kochkünsten, sondern oft an der Essensauswahl. Denn wer das Essen auf den Tisch bringt, hat die Nahrungsmittel sei-nem Appetit entsprechend ausgesucht und zubereitet. Die Folge ist, dass der Erste sich vor allem an die Nachspeise hält, der Zweite das Fleisch vorzieht und der Dritte sich auf die Nudeln stürzt. Es wird wohl wenige Familien geben, in denen alle dieselben Bedürfnisse beim Essen haben. Und wenn tatsächlich ein Gericht, beispielsweise Nudeln mit Tomatensauce, die gemeinsame Leibspeise ist, so kann man es schließlich nicht jeden Tag auf den Tisch bringen. Stellen Sie sich einmal vor, jeder würde ein individuelles Gericht fordern. Das kommt in manchen Familien vor.

Wäre es da nicht optimal, die Bedürfnisse aller in einer Mahlzeit unter einen Hut zu bringen?

Das innere Gleichgewicht jedes einzelnen Familienmitglieds ist eine Voraussetzung, um sich miteinander wohl zu fühlen. Wenn bei Tisch individuell geeignete Kost serviert wird, ist die Atmosphäre sicherlich harmonischer, und möglicherweise läuft sogar mancher Krach weniger heftig ab.

Wird jedoch in einer Familie ein Dogma aufgestellt, beispielsweise nur vegetarisch zu essen, dann treibt es manche Familienmitglieder an die (Fleisch-)Töpfe außer Haus. Verbietet man Kindern daheim grundsätzlich Süßigkeiten, dann schlagen sie häufig bei anderen Gelegenheiten, etwa dem Kindergeburtstag bei Freunden, über die Stränge und futtern Süßes, bis ihnen schlecht wird.
Auch hier trifft zu: Liebe geht durch den Magen! Der Verstand darf den Appetit nicht in die Knie zwingen. Die Currywurst und den Schokokuss darf man sich (und den anderen Familienmitgliedern) ruhig ab und zu einmal gönnen!

Richtiges Essen ist wichtig, und richtig zu kochen muss weder umständlich noch teuer sein. Dass man mit einfachen Mitteln köstliche Gerichte zaubern kann, die allen schmecken und verschiedenen vegetativen Systemen gerecht werden, zeigen auch die Rezepte ab Seite 134.

Ernährung am Arbeitsplatz

Die Arbeitswelt hat sich in den vergangenen Jahrzehnten rasant verändert. Mit den enorm gestiegenen Anforderungen im Beruf hat sich auch die Belastung der Menschen am Arbeitsplatz stark erhöht. Das Wort Stress ist heute in aller Munde. Wenn ständiger Termindruck oder permanente Reizüberflutung an einem technisch „hochgerüsteten" Arbeitsplatz an der Tagesordnung sind und möglicherweise noch Mobbing die Atmosphäre vergiftet, geraten viele Menschen in Dauerstress – mit allen negativen Konsequenzen (siehe auch Seite 120).

Verändert haben sich aber auch die Arbeitszeiten und demzufolge das Essverhalten am Arbeitsplatz, denn Maschinen und Abwicklungsprozesse müssen lückenlos weiterlaufen. Auf notwendige Ruhe- und Essenspausen kann der Einzelne häufig keinen Einfluss nehmen.

Dabei braucht gerade ein Mensch, der über Stunden im Vollbesitz seiner körperlichen und geistigen Kräfte bleiben muss, Energie und durchgehende Konzentrationsfähigkeit. Dies lässt sich am besten dadurch erreichen, dass das vegetative Nervensystem im Gleichgewicht gehalten wird.

Anstrengung und Stress wirken auf den Sympathikus. Führt man dem Körper in regelmäßigen Abständen eine Kohlenhydratart zu, kann das Stressempfinden abgemildert werden. Dazu reicht es schon, alle zwei Stunden eine kleine Zwischenmahlzeit einzunehmen. Das kann eine Tasse Kaffee oder Tee mit Milch oder Zucker, ein Glas Milch oder Obstsaft sein, ebenso eine Frucht.

In vielen Betrieben ist es heute üblich, dass die Mitarbeiter an ihrem Platz versorgt werden. Ein Teewagen mit Snacks und Getränken macht die Runde durch die Abteilungen. So kann kontinuierlich weitergearbeitet werden, und die Konzentration bleibt erhalten. Diese Form der „Mitarbeiterpflege" wäre gerade auch für Menschen wichtig, die beispielsweise am Fließband arbeiten. Wenn sie regelmäßig zwischendurch eine Kleinigkeit essen könnten, ginge nicht nur die Arbeit leichter von der Hand, sondern es ließe sich auch so manche Panne vermeiden, die in erster

Chefs sollten auch an betriebsfremde Mitarbeiter denken, die vor einem Firmenbesuch im Hotel übernachtet haben: Nur mit Kaffee im Magen arbeitet es sich schlecht!

Linie dem Mangel an Aufmerksamkeit, Wachsamkeit und Konzentration zuzuschreiben ist.

Wer keine Gelegenheit hat, am Arbeitsplatz eine Zwischenmahlzeit einzunehmen, sollte sich morgens einen Imbiss in die Tasche stecken, um selbst für regelmäßigen Energienachschub und damit für sein Wohlbefinden zu sorgen. Wenn nämlich als nächste Mahlzeit nach dem morgendlichen Frühstück erst wieder das Mittagessen in der Kantine den Magen füllt und dann nach langer Essenspause so richtig zugeschlagen wird, stellen sich kurz nach dem Essen Müdigkeit und Erschöpfung ein – der Leistungsabfall ist vorprogrammiert.

Auch für Menschen, die ihre Arbeitszeit hinter dem Steuer eines Autos verbringen, ist das Ernährungsprinzip hilfreich – und trägt zur Unfallverhütung bei. Isst der Wagenlenker lange Zeit nichts, sinkt seine Aufmerksamkeit. Nascht er ständig, kommt Müdigkeit auf. Beides kann im Straßenverkehr tödlich sein!

Wenn unterschiedliche vegetative Systeme zusammenkommen

• Bei Tagungen, Seminaren, Betriebsausflügen oder anderen Veranstaltungen, bei denen auch für das leibliche Wohl der Teilnehmer gesorgt werden muss, haben es die Organisatoren mit ganz unterschiedlichen Menschen zu tun – nicht zuletzt hinsichtlich des vegetativen Typs. Sie sollten deshalb bedenken, dass der eine zwischendurch etwas Salziges braucht, der andere dagegen Appetit auf etwas Süßes bekommt, und dementsprechend unterschiedliche Imbisse anbieten. Die Palette der Getränke sollte Kaffee, schwarzen und grünen Tee, Kakao sowie Fruchtsaftgetränke und natürlich reichlich Mineralwasser umfassen.

• Vor allem wenn geistige Leistungsfähigkeit gefordert ist, sollte der Zweistundenrhythmus von vornherein eingeplant werden. Wenn man alle zwei Stunden eine Kleinigkeit isst oder trinkt, können die grauen Zellen effektiver arbeiten, Wissensstoff kann besser aufgenommen werden.

• In Arbeitsgruppen ist es übrigens durchaus von Vorteil, wenn Menschen unterschiedlichen vegetativen Typs zusammenarbeiten: Der hohe Typ bringt eine enorme Wahrnehmungsfähigkeit ein, der niedrige Typ kann Zusammenhänge besser verknüpfen.

Generell tragen alle Menschen die ganze Bandbreite von Eigenschaften in sich, nur ist die Tendenz in die eine oder andere Richtung unterschiedlich stark ausgeprägt und deshalb individuell auffällig.

Auch der Urlaub kann etwas mit Ernährung zu tun haben!

Die schönste Zeit des Jahres kann schon bei der Planung im Konflikt landen und so die Vorfreude zunichte machen – wenn man sich über das Urlaubsziel oder die Gestaltung der Ferienwochen einfach nicht einig wird.

Und das soll etwas mit dem vegetativen Nervensystem zu tun haben?

Es hat mit der Unterschiedlichkeit von uns Menschen zu tun, und diese Unterschiedlichkeit hängt nun einmal auch vom vegetativen System des Einzelnen ab!

Der niedrige Typ hat es lieber warm, während der hohe Typ gut mit Kälte umgehen kann. Menschen, die die Wärme lieben, zieht es auch im Urlaub in die Sonne. Wer es dagegen lieber kühl mag, fühlt sich auch im Urlaub in kühleren Regionen wohler – natürlich soll dort auch die Sonne scheinen, denn Licht brauchen wir schließlich alle.

Auch der Bewegungsdrang der Menschen ist unterschiedlich: Der hohe Typ ist eher abenteuerlustig und wird Erholung bei einem Aktivurlaub mit Bergsteigen, Surfen oder Kanufahren finden. Der niedrige Typ kann sich dagegen herrlich entspannen, wenn er einige Tage lesend auf einer Liege in der Sonne liegt. Er wird sich dabei nicht langweilen, sondern im Gegenteil extrem gereizt fühlen, wenn er vom hohen Typ ständig zu irgendwelchen Aktivitäten animiert wird.

Das heißt nun aber nicht, dass der hohe und der niedrige Typ keine Kandidaten für einen gemeinsamen Urlaub sind. Jeder Typ baut den Anfangsstress zwar verschieden ab, doch nach einigen Tagen finden beide eine gemeinsame Wellenlänge. Wie gesagt, hat jeder Mensch alle „vegetativen Zustände" in sich. Wenn man sich das bewusst macht, fällt es leichter, den anderen zu akzeptieren. Und das ist die beste Basis, um die schönsten Wochen des Jahres voll und ganz zu genießen.

Nahrung statt

Medikamente

Befindet sich das vegetative Nervensystem im Lot, sind also der Sympathikus und der Parasympathikus „gut versorgt", fühlt sich der Mensch wohl. Wird einer der beiden Nervenstränge durch Nahrungsmittel jedoch zu stark stimuliert, gerät das vegetative System ins Ungleichgewicht. Und dann treten körperliche Beschwerden auf.

Die richtige Ernährung bei vegetativen Störungen

Haben Sie das Gefühl, dass sich etwas in Ihrem Befinden grundsätzlich verändert hat?

Wachen Sie beispielsweise jeden Morgen mit Kopfschmerzen auf, haben Sie den ganzen Tag keine rechte Energie und sind Sie leicht reizbar?

Wenn sich dieser Zustand auch nach dem Essen nicht wesentlich verbessert, so bedeutet das möglicherweise, dass sich Ihr vegetatives System nicht mehr im Gleichgewicht befindet und auch durch Nahrungsmittel nicht mehr von selbst ins Gleichgewicht gebracht werden kann. Das ist wahrscheinlich der Zeitpunkt, wo Sie einen Arzt aufsuchen, der Ihnen dann Medikamente verschreibt.

Der richtige Umgang mit Nahrungsmitteln hilft, das eine oder andere Medikament einzusparen. Bei vegetativen Störungen, die Sie nicht genau zuordnen können, fragen Sie Ihren Arzt um Rat

Befindet sich das vegetative Nervensystem nicht mehr im Lot, kommt es zu vegetativen Störungen wie Migräne, Magenschmerzen, Heuschnupfen und vielen anderen Beschwerden. Das vegetative System hat sich dann entweder mehr nach oben oder mehr nach unten verschoben.

Liegt der Parasympathikus in seinem Tonus (Spannungszustand) zu hoch, fühlt man sich, als ob man unter Starkstrom stünde. Es besteht ein enormer Bewegungsdrang, der über die Motorik auszugleichen versucht wird – was für den Körper Anstrengung bedeutet.

Liegt der Sympathikus in seinem Tonus zu hoch, kommt es zu einer vermehrten Hormonbildung der Nebennierenrinde. Wenn diese Nervenbahn unter Hochspannung steht, befindet sich der Körper in einem permanenten Stresszustand. Er ist ständig bereit, in Kampf- oder Fluchtstellung zu gehen – ein ebenfalls äußerst anstrengender Zustand. Diese Erregungszustände wirken sich auf alle Körperfunktionen aus, dauerhaft können daraus vegetative Störungen und Krankheiten entstehen.

Mit einer gezielten Ernährung, die individuell auf den hohen Typ bzw. auf den niedrigen Typ abgestimmt ist und demzufolge entweder den Sympathikus oder den Parasympathikus aktiviert, können diese Störungen ausgeglichen werden.

Übergewicht

Übergewichtigen wird häufig Disziplinlosigkeit in Sachen Ernährung unterstellt. Aus meiner Sicht ist aber nicht hemmungsloses Essen, sondern eine vegetative Störung „schuld" an den überflüssigen Pfunde. Der Appetit zwingt den Menschen zu einem bestimmten Essverhalten, gegen das er sich nicht wehren kann. In seinem Streben nach Gleichgewicht wird der Körper dann lieber dick als krank.

Es lassen sich drei verschiedene Ursachen für das Übergewicht unterscheiden:
Beim „Normaltyp" (er hat weder einen trockenen noch einen feuchten Mund) befindet sich das vegetative Nervensystem zwar von Haus aus im Lot, ist durch falsches Essen aber in Turbulenzen geraten. Kohlenhydratmischungen zu einer Mahlzeit oder lange Essenspausen, gefolgt von einem üppigen Mahl, sind der Grund, dass diese Menschen zunehmen. Denn es kommt dann zu verstärkten Insulinausschüttungen, und Insulin treibt alle Baustoffe in die Fettzellen! Den Betroffenen dürfte es mit dem allgemeinen Prinzip der Mischkost mit Rhythmus leicht fallen, einige Pfunde zu verlieren und ihr Gewicht dann auch halten zu können.

Bei Menschen mit stärkerem Übergewicht kann sich das vegetative Nervensystem generell verschoben haben; sie liegen entweder zu tief im System (niedriger Typ, trockener Mund) oder aber zu hoch (hoher Typ, feuchter Mund). Für beide Fälle gilt: Nahrungsmittel bringen sie nicht mehr ins Gleichgewicht. Der hohe Typ bekommt Hunger, wenn er anfängt zu essen, der niedrige Typ wird beim Essen nicht satt. Somit zwingt der Körper die Betroffenen, weiter zu essen.

Bei diesen beiden Formen von Übergewicht muss das vegetative Nervensystem gezielt über Nahrungsmittel reguliert und wieder ins Lot gebracht werden.

Wenn Sie aufgrund von Diabetes mellitus Übergewicht haben, so lesen Sie bitte auf Seite 92 weiter.

Meine 66-jährige Patientin Inge P. musste ich meist in ihrer Wohnung aufsuchen, wo sie fast drei Jahre überwiegend im Bett verbrachte. Sie litt unter Bluthochdruck und erheblichem Übergewicht, wog bei einer Körpergröße von 1,68 Meter weit über 90 Kilo. Sie verließ deshalb ihr Zuhause kaum, vereinsamte, neigte zu Depressionen.
Mit meinem Ernährungssystem schaffte sie es, 20 Kilo abzunehmen und ihren Blutdruck auf normale Werte zu senken.
Heute ist Inge P. eine aktive und unternehmungslustige Frau, die ihr Leben genießt.

Übergewicht ist häufig die Folge eines gestörten Kohlenhydratstoffwechsels oder einer falschen Umgehensweise mit Kohlenhydraten. Aber auch ein gestörter Fettstoffwechsel kann zu Übergewicht führen

So nimmt der hohe Typ ab

Der hohe Typ sollte morgens mit Fett anfangen, und zwar – wenn er es kann – mit einem Teelöffel Öl auf nüchternen Magen. Dazu sollte weiter nichts gegessen oder getrunken werden. Öl senkt das vegetative System erst einmal ab und stabilisiert es.
Nach ein bis zwei Stunden kann ein Käsebrot oder ein Brot mit Ei gegessen werden, auf jeden Fall muss es sich um eine Mahlzeit mit nur einer Kohlenhydratart handeln. Hat man zu dieser Zeit keinen Hunger, reicht es auch, grünen Tee zu trinken. Das Käsebrot lässt man sich dann zwei Stunden später schmecken.

Tagesprogramm zum Abnehmen für den hohen Typ

Morgens nüchtern: 1 TL Öl
↓
2 Stunden später: grüner Tee
↓
2 Stunden später: 40 g Brot + Butter
+ 60 g Hartkäse + Tomate oder Gurke
↓
2 Stunden später: 1 Glas Buttermilch oder 1 Apfel/Banane
↓
2 Stunden später: 80 g Fisch, Fleisch, Geflügel oder 1 Ei
+ 1 kleine Kartoffel oder 1 EL Reis
+ Gemüse, so viel Sie wollen
(aber keine Hülsenfrüchte!)
↓
2 Stunden später: grüner Tee
↓
2 Stunden später: Salat mit Öl

Wichtig ist nur der Zweistundenrhythmus der Essensaufnahme, nicht die Reihenfolge der Nahrungsmittel!

Keine Sorge: Für den hohen Typ ist es gut auszuhalten, morgens nichts zu essen, da er in der Regel am Morgen weniger Hunger hat

Was der hohe Typ beachten sollte

- Fett am Morgen ist der richtige Einstieg für den hohen Typ. Es macht ihn fit und leistungsfähig, er fühlt sich wohler und hat keinen Hunger.
- Kaffee und schwarzer Tee sind für den hohen Typ nicht so günstig, er sollte lieber grünen Tee trinken.
- Als Zwischenmahlzeit sind Nahrungsmittel geeignet, die vorwiegend Fett und Eiweiß enthalten: Das kann beispielsweise Käse oder eine Avocado oder ein Salat mit Öl sein.
- Der hohe Typ ist weniger ein „Obsttyp", er sollte Vitamine und Mineralstoffe eher aus Gemüse beziehen.

Wenn der morgendliche Löffel Öl nach einiger Zeit seine Schuldigkeit getan und das vegetative System abgesenkt hat, können Sie ihn weglassen. Sie werden den richtigen Zeitpunkt daran spüren, dass sich Ihr Speichelfluss wieder normalisiert und Sie absolut keinen Appetit mehr auf Öl haben. Stattdessen bekommen Sie vielleicht wieder Lust auf Kaffee! Wenden Sie dann das allgemeine Prinzip der Mischkost mit Rhythmus an – aber mit kleinen Portionen. Denn auch für dieses Ernährungsprinzip gilt: Wer abnehmen will, muss weniger essen. Sie werden feststellen, dass auch kleine oder kleinste Portionen satt machen.

**Desensibilisierungskonzept für die schnellere Gewichts-
abnahme beim hohen Typ**

Mit dem auf Seite 78/79 aufgeführten Therapiekonzept werden
Nahrungsmittel desensibilisiert und neu kodiert, und auf diese
Weise wird Ihr vegetatives Nervensystem reguliert. Das Prinzip
ist so aufgebaut, dass morgens auf nüchternen Magen drei Nahrungsmittelreize im Abstand von circa zwei Stunden erfolgen.
Kleinstmengen sollen es möglich machen, das Gehirn zufrieden
zu stellen, sodass kein Appetit aufkommt. Damit werden Kalorien
eingespart und die Verbrennung angeheizt. Anschließend geht
man zum Tagesprogramm auf Seite 75 über, isst also ein Käsebrot, trinkt zwei Stunden später ein Glas Buttermilch.
Die Nahrungsmittelreize wechseln im wöchentlichen Abstand
über einen Zeitraum von sechs Wochen. Hat Ihr Körper ein Problem mit einem Nahrungsmittelgrundreiz, dann fühlen Sie sich in
den ersten drei Tagen nicht optimal, danach wird Ihr Zustand besser. Falls Sie sich allerdings extrem unwohl fühlen, sollten Sie das
jeweilige Wochenprogramm abbrechen und zum nächsten
Wochenprogramm übergehen. Später dürfen dann auch einzelne
Nahrungsmittelreize, die man als sättigend und wohltuend emp-
findet, gemischt werden: Sie können dann beispielsweise mit
einem Teelöffel Öl anfangen, nach zwei Stunden essen Sie ein
Stück Schokolade, nach weiteren zwei Stunden gibt es dann ein
Stück Brot usw.

1. Woche

Morgens nüchtern: $1/4$ TL Öl
↓
2 Stunden später: $1/2$ TL Öl
↓
2 Stunden später: 1 TL Öl
↓
2 Stunden später: weiter mit dem Tagesprogramm

2. Woche

Morgens nüchtern: 1 g Brot
↓
2 $1/2$ Stunden später: 5 g Brot
↓
2 $1/2$ Stunden später: 10 g Brot
↓
2 $1/2$ Stunden später: weiter mit dem Tagesprogramm

3. Woche

Morgens nüchtern: 1 TL Milch
↓
2 Stunden später: 2 TL Milch
↓
2 Stunden später: 3 TL Milch
↓
2 Stunden später: weiter mit dem Tagesprogramm

4. Woche

Morgens nüchtern: 1 Stück Kartoffel

2 ¹/₂ Stunden später: 1 Stück Kartoffel
(etwas mehr als vorher)

2 ¹/₂ Stunden später: 1 Stück Kartoffel
(etwas mehr als vorher)
↓
2 ¹/₂ Stunden später: weiter mit dem Tagesprogramm

5. Woche

Morgens nüchtern: 1 Stück Fleisch
(z.B. Roastbeef oder Schinken)
↓
2 Stunden später: 1 Stück Fleisch
(etwas mehr als vorher)
↓
2 Stunden später: 1 Stück Fleisch
(etwas mehr als vorher)
↓
2 Stunden später: weiter mit dem Tagesprogramm

6. Woche

Morgens nüchtern: ¹/₄ TL Zucker
↓
2 Stunden später: ¹/₂ TL Zucker
↓
2 Stunden später: 1 Stück Würfelzucker
↓
2 Stunden später: weiter mit dem Tagesprogramm

So nimmt der niedrige Typ ab

Im Gegensatz zum hohen Typ muss beim niedrigen Typ das vegetative Nervensystem morgens angehoben statt abgesenkt werden. Dazu braucht er Kohlenhydrate – aber nur eine Kohlenhydratart pro Mahlzeit. Der niedrige Typ sollte den Tag daher mit einem kleinen Stück trockenem Brot oder einem Teelöffel Zucker bzw. einem Stück Würfelzucker beginnen. Nach einer Stunde folgt entweder noch eine Ecke trockenes Brot oder eine Tasse Kaffee mit Milch oder Zucker. Zwei Stunden später darf es dann beispielsweise ein Käsebrot sein.

Wichtig ist nur der Zweistundenrhythmus der Essensaufnahme, nicht die Reihenfolge der Nahrungsmittel!

Tagesprogramm zum Abnehmen für den niedrigen Typ

Morgens nüchtern: 1 – 3 g Brot oder 1 TL Zucker
↓
1 Stunde später: 1 – 3 g Brot oder 1 Tasse Kaffee
↓
2 Stunden später: 20 g Brot + Butter
+ 30 g Käse + Tomate oder Gurke
↓
2 Stunden später: 1 Apfel/Banane
↓
2 Stunden später: 80 g Fisch, Fleisch, Geflügel oder 1 Ei
+ 1 kleine Kartoffel oder 1 EL Reis
+ Gemüse, so viel Sie wollen
(aber keine Hülsenfrüchte!)
↓
2 Stunden später: 2 Stück Schokolade
↓
2 Stunden später: 1 Glas Buttermilch
↓
2 Stunden später: z.B. 5 Kirschen

Was der niedrige Typ beachten sollte

• Der niedrige Typ verträgt Kaffee in Maßen und schwarzen Tee besser als grünen Tee. Kaffee und schwarzer Tee stören aber bei der Gewichtsabnahme! Grundsätzlich kann leichter abgenommen werden, wenn stattdessen Kräutertee getrunken wird.
• Obst und Gemüse sind für den niedrigen Typ gleichermaßen gut bekömmlich.
• Der niedrige Typ verspürt öfter Lust auf Schokolade als der hohe Typ. Sie darf aber nur in kleiner „Dosis" genascht werden.
• Als Getränke für zwischendurch sind Kräutertee und Mineralwasser erlaubt.

Wenn sich Ihr Speichelfluss nach einiger Zeit wieder normalisiert hat, das vegetative System also offensichtlich angehoben wurde, lassen Sie morgens das Brot oder den Zucker weg und wenden das allgemeine Prinzip der Mischkost mit Rhythmus an. Dann ist auch Kaffee mit Milch oder Zucker als erste Mahlzeit erlaubt. Die Essensportionen müssen natürlich auch beim niedrigen Typ kleiner als üblich sein, denn auch hier gilt: Wer abnehmen will, muss weniger essen! Wählen Sie Ihrem Appetit entsprechend die Nahrungsmittel aus, bleiben Sie aber dem allgemeinen Prinzip treu.

Desensibilisierungskonzept für die schnellere Gewichtsabnahme beim niedrigen Typ

Mit dem auf Seite 82/83 aufgeführten Schema an Nahrungsmittelreizen kann der niedrige Typ seinen Körper zu einer schnelleren Gewichtsabnahme überlisten. Wie beim hohen Typ werden morgens auf nüchternen Magen im Abstand von circa zwei Stunden Kleinstmengen von Nahrungsmitteln gegessen. Wenn das vegetative System sehr tief liegt, man also einen sehr trockenen Mund hat, sollten die Nahrungsmittelreize in den ersten zwei Wochen im Abstand von einer Stunde erfolgen – es sollten aber auch dann nicht mehr als drei Reize sein. Die Wiederholung einzelner Wochen ist möglich.

1. Woche

Morgens nüchtern: 1 g Brot
↓
2 Stunden später: 5 g Brot
↓
2 Stunden später: 10 g Brot
↓
2 Stunden später: weiter mit dem Tagesprogramm

2. Woche

Morgens nüchtern: $1/4$ TL Zucker
↓
2 Stunden später: $1/2$ TL Zucker
↓
2 Stunden später: 1 TL Zucker
↓
2 Stunden später: weiter mit dem Tagesprogramm

3. Woche

Morgens nüchtern: $1/4$ TL Fruchtzucker
↓
2 Stunden später: $1/2$ TL Fruchtzucker
↓
2 Stunden später: 1 TL Fruchtzucker
↓
2 Stunden später: weiter mit dem Tagesprogramm

4. Woche

Morgens nüchtern: 1 TL Milch

↓

2 Stunden später: 2 TL Milch

↓

2 Stunden später: 3 TL Milch

↓

2 Stunden später: weiter mit dem Tagesprogramm

5. Woche

Morgens nüchtern: 1 Stück Schokolade

↓

2 Stunden später: 2 Stück Schokolade

↓

2 Stunden später: 3 Stück Schokolade

↓

2 Stunden später: weiter mit dem Tagesprogramm

6. Woche

Morgens nüchtern: 1 Stück Kartoffel

↓

2 Stunden später: 1 (größeres) Stück Kartoffel

↓

2 Stunden später: 1 (größeres) Stück Kartoffel

↓

2 Stunden später: weiter mit dem Tagesprogramm

Warnung: *Für Menschen, die zu Unterzucker neigen, ist dieses Therapiekonzept nicht geeignet. Sie sollten im Kapitel „Neigung zu Unterzucker", Seite 96 ff., nachlesen.*

Sollte sich der Speichelfluss noch immer nicht normalisiert haben, kann das vegetative System morgens mit etwas Zucker oder Brot, auf nüchternen Magen eine halbe Stunde vor der ersten Mahlzeit gegessen, angehoben werden.

Auch für den niedrigen Typ gilt: Nach sechs Wochen können Sie mit der Desensibilisierung weitermachen, indem einzelne Nahrungsmittelreize gemischt werden. Sie beginnen dann beispielsweise mit $1/4$ Teelöffel Zucker, essen zwei Stunden später 1 g Brot und wieder zwei Stunden später ein Stück Schokolade.

Und vergessen Sie nicht: Auch zwischendurch am Nachmittag sättigt eine Kleinstmenge!

Wenn Ihnen bei der „Milchwoche" übel wird oder wenn Sie Kreislaufbeschwerden bekommen, nehmen Sie schnell ein Stück Zucker zu sich und nach 30 Minuten noch einmal, dann gehen die Beschwerden weg.

Auch die Psyche spielt beim Abnehmen eine Rolle

Dass Abnehmen mehr bedeutet, als weniger und anders zu essen, wissen all jene, die bereits erfolglos versucht haben, überflüssige Pfunde loszuwerden.

Fast jeder hat schon einmal sein Idealgewicht oder das so genannte Normalgewicht errechnet. Dafür gibt es verschiedene Formeln. Berechnen lässt sich vieles, trotzdem hat jeder sein eigenes Wohlfühlgewicht. Das Gewicht, das man halten kann, muss nicht unbedingt dem Idealgewicht entsprechen.

Manch einer nimmt ständig ab und wieder zu. Das ist einerseits eine physiologische Angelegenheit, andererseits können auch die Psyche und das persönliche Umfeld dazu beitragen, dass man Pfunde verliert, aber nach kurzer Zeit wieder an Gewicht zulegt.

Häufig haben Menschen, die stark einem Rollenverhalten verhaftet sind, Schwierigkeiten, ihr persönliches Wohlfühlgewicht zu erreichen. Wer beispielsweise ständig mit wachem Verstand und enormer geistiger Anstrengung arbeiten muss, viel zu bedenken und eine Menge zu organisieren hat, isst unter Umständen nicht seinem Körpergefühl entsprechend, sondern so, dass er diese Rolle durchhalten – also funktionieren – kann. Er spürt instinktiv, dass Salziges ihn wacher und leistungsfähiger macht und hält sich deshalb vorwiegend an eiweißhaltige Nahrung. Außerdem trinkt er vielleicht viel zu viel Kaffee, um sich länger konzentrieren zu können. Durch diese Ernährungsweise kommt es aber zu einer „Unterversorgung" des Parasympathikus.

Wenn dieser Mensch nun regelmäßig zusätzlich eine Kohlenhydratart pro Mahlzeit essen, sich also nach den Regeln der Mischkost mit Rhythmus ernähren würde, würde er merken, dass ein gewisser Druck von ihm abfiele. Er könnte dann genauso konzentriert arbeiten, wäre aber fröhlicher und lockerer und weniger angespannt.

Zahlen sollten kein Maß dafür sein, ob man vor sich oder anderen besteht. Ein paar Pfunde mehr als das Idealgewicht spielen keine Rolle. Wichtiger ist, ein geringeres Gewicht auf Dauer halten zu können

Ebenso können Menschen, die meinen, immer gut gelaunt und unterhaltsam sein zu müssen oder die ständig ihre Kreativität beweisen wollen, ein rollengemäßes Essverhalten entwickelt haben. Sie spüren instinktiv, dass Kohlenhydrate ihnen eine gewisse Leichtigkeit und Lockerheit geben und ihnen zugleich helfen zu lernen und das Gelernte im Gedächtnis zu bewahren. Deshalb ernähren sie sich kohlenhydratbetont. In diesem Fall kommt aber der Sympathikus zu kurz.

Stellen Sie sich einmal vor, Sie hätten Zwillinge im Säuglingsalter: Das eine Kind würde permanent Nahrung einfordern, das andere Kind käme dabei zu kurz. Ihr Gerechtigkeitssinn würde Sie sicherlich dazu bewegen, Ersteres etwas kürzer zu halten, um auch dem zweiten Kind ausreichend Nahrung geben zu können.
Genauso ist es beim Sympathikus und Parasympathikus: Beide Nervenstränge wollen angemessen versorgt sein, und das auch noch regelmäßig!

Wenn man lange Zeit nichts gegessen hat, wirkt Stress doppelt stark – das vegetative System liegt dann zu tief. Wer abends erschöpft und mit leerem, knurrendem Magen ins Bett geht, fängt den nächsten Tag übellaunig und pessimistisch an. Schuld an der schlechten Laune ist das Hormon Adrenalin, das bei Stress ausgeschüttet wird und vom Körper erst abgebaut werden muss. Mit Kaffee und Zucker versucht man das Stimmungstief zu überbrücken und den Tag anzugehen. Dadurch gerät das vegetative Nervensystem aber erneut in Turbulenzen. Die Bemühungen, Pfunde zu verlieren, bleiben auf der Strecke.

Ängste, den Anforderungen der anderen oder den eigenen Ansprüchen nicht zu genügen, machen es häufig unmöglich, das Essverhalten zu ändern

Mit Geduld ans Ziel

Sie sehen, es gibt viele Gründe, warum es häufig so schwer ist, ein Gewicht zu erreichen und zu halten, bei dem man sich wohl fühlt. Die wenigsten Menschen können oder wollen ihr Leben von heute auf morgen grundlegend ändern. Und dazu sollen Sie in diesem Buch auch gar nicht angeregt werden. Betrachten Sie das vorgestellte Ernährungsprinzip erst einmal als eine bloße Technik, die Sie anwenden, nicht als eine veränderte Lebensform. Mit der Zeit werden Sie dann begreifen, dass dieses Prinzip mehr als eine Technik ist. Und schließlich werden Sie verstehen, dass das Wohlgefühl, das Sie dadurch gewinnen, Freiheit bedeutet.

Wenn Sie Ihr angepeiltes Gewicht schließlich erreicht haben, werden Sie sicherlich Anerkennung und Bewunderung ernten. Aber Vorsicht: Auch wenn Sie am Ziel sind, dürfen Sie das Prinzip nicht verlassen. Die Fettzellen warten nur darauf, wieder gefüllt zu werden – es droht der Jojo-Effekt! Das Magazin „Stern" brachte vor kurzem einen Artikel über den Erfolg von Gewichtsabnahmen. Demnach hält eine von 200 Personen das reduzierte Gewicht über zwei Jahre, alle anderen nehmen zu, die meisten wiegen sogar mehr als vorher.

Menschen, die abgenommen haben, nehmen lange Zeit ihre neue Figur noch nicht richtig wahr. Sie haben weiterhin das Gefühl, viel zu dick zu sein – das ist der „Jetlag" beim Abnehmen. Andere fühlen sich als Versager, weil sie das (vielleicht zu hoch) gesteckte Ziel nicht erreicht haben. Ein negatives Gefühl für sich selbst kann den Appetit aber wieder verändern und damit auch das Essverhalten.

Auch die Strategie, sich mit Essen zu belohnen, gerade wenn Lob von anderen ausbleibt, kann den Erfolg einer Gewichtsabnahme rasch wieder zunichte machen. Denken Sie einmal darüber nach, ob ein generelles Wohlgefühl nicht eine viel größere Belohnung wäre. Wenn Sie aber trotzdem ab und zu Essen als Trostpflaster brauchen: Eine kleine Menge tut es ebenfalls! Auch kleinste Mengen Nahrung beeinflussen das vegetative Nervensystem. Warten Sie nur ein paar Minuten ab, bis die Wirkung eintritt.

Haben Sie Geduld mit sich! Fühlen Sie sich gut und besser mit jedem Kilo, das Sie abgenommen haben. Sehen Sie, was Sie geschafft haben – nicht, was noch vor Ihnen liegt.

Und machen Sie sich eines bewusst: Wenn Sie nach dem Prinzip der Mischkost mit Rhythmus leben, können Sie Ihrem eigenen Appetit wieder trauen. Das natürliche Sättigungsgefühl wird sich mit der Zeit wieder einstellen, Sie werden dadurch die Angst vor dem Essen verlieren – und endlich müssen Sie keine Kalorien mehr zählen!

Ich kannte Gertrud S. als fröhlichen, geselligen Partygast mit einem großen Bekannten- und Freundeskreis. Als sie in meiner Praxis erschien, war sie schwermütig: Sie litt sehr unter ihrem starken Übergewicht. Mit Hilfe des „Prinzips", wie ich das von mir entwickelte Ernährungssystem abgekürzt nenne, nahm sie 35 Kilo ab! Ein Riesenerfolg, der leider nicht lange anhielt – wegen des bekannten Jojo-Effekts. Weil Gertrud S. das Prinzip verließ und bei ihren geselligen Runden Alkohol ohne Zwischenpausen trank, stellten sich Heißhungerattacken ein. Nach einem Jahr entschied sie sich konsequent für die Mischkost mit Rhythmus und nahm wieder ab. Heute ist Gertrud S. immer noch gesellig – und immer noch schlank.

Diäten und wie sie wirken

Vielleicht zählen Sie zu jenen frustrierten Übergewichtigen, die voller Zuversicht die jeweils neu angepriesene „Erfolgsdiät" beginnen und nach kurzer Zeit enttäuscht wieder abbrechen – weil die versprochene Gewichtsreduktion ausbleibt. Möglicherweise hat der Misserfolg damit zu tun, dass die jeweilige Diät für

Ihren vegetativen Typ ungeeignet ist. Unter diesem Aspekt sollen einmal die bekanntesten Schlankheitskuren unter die Lupe genommen werden.

Übergewicht entsteht durch eine individuelle Störung des vegetativen Systems. Deshalb funktionieren Diäten nicht in jedem Fall gleich

Brigitte-Diät: Da es sich bei der Brigitte-Diät um eine Mischkost handelt, ist sie sowohl für den hohen wie für den niedrigen Typ geeignet. Diese Diät kann länger durchgehalten werden.

Atkins-Diät: Bei der Atkins-Diät werden keine Kohlenhydrate gegessen, der Körper gewinnt Energie ausschließlich aus Muskelproteinen und Fettzellen. Deshalb ist diese Diät für den hohen Typ geeignet, sinnvoll in der Nährstoffzusammensetzung ist sie allerdings nicht.
Der niedrige Typ kann mit der Atkins-Diät zwar ebenfalls abnehmen, doch gerät dann sein vegetatives Nervensystem immer mehr aus dem Gleichgewicht. Nach Beendigung der Diät wird der niedrige Typ verstärkt Heißhunger auf Kohlenhydrate bekommen und dadurch schneller wieder zunehmen. Unter Umständen hat sich sein System auch noch weiter abgesenkt!

Ajurveda: Mit der indischen Heilkunst Ajurveda kann besonders der hohe Typ gut abnehmen. Öl, innerlich und äußerlich angewandt, senkt sein vegetatives System ab und sorgt für Wohlgefühl. Positiv wirken sich sicherlich auch die entspannenden Anwendungen und Zuwendungen wie Bäder, Wickel und persönliche Betreuung aus.
Der niedrige Typ wird mit dieser Methode weniger abnehmen und dauerhaft geringeren Erfolg haben. Denn sein vegetatives System verändert sich dabei nicht. Isst er irgendwann wieder normal, unterliegt das vegetative System erneut Schwankungen.

Hollywood Star-Diät: Mit der Hollywood Star-Diät kann der niedrige Typ gut abnehmen. Sein vegetatives System wird durch die vielen Früchte angehoben, er wird sich während der Diät wohl fühlen. Für den hohen Typ ist diese Diät weniger geeignet, da sein vegetatives System dabei nach oben überreizt wird. Er hat Schwierigkeiten, bei dieser Kost satt zu werden.

Heilfasten: Beim Heilfasten wird dem Körper über mehrere Wochen fast keine Nahrung zugeführt. Man trinkt täglich lediglich einen Gemüsesaft und Tee nach Bedarf. Wer Kreislaufprobleme bekommt, darf am Nachmittag ein wenig Honig zu sich nehmen. Anfangs bedeutet das Fasten eine enorme Stresssituation für den Körper. Damit er diesen Stresszustand durchhält, werden Endorphine, so genannte Glückshormone, produziert.
Natürlich nimmt man ab, wenn man nichts isst. Und da während des Fastens der Grundumsatz (der Tagesbedarf an Energie in Ruhe) enorm heruntergeschraubt wird, kann der Körper nach einer Heilfastenkur mit erheblich weniger Kalorien auskommen. Das vegetative System verändert sich während des Fastens allerdings nicht, und somit ist die Gefahr groß, dass man anschließend schnell wieder zunimmt.
Positiv ist in jedem Fall, dass das vegetative Nervensystem während der Fastenkur nicht durch Nahrungsmittel belastet wird. Vegetative Störungen wie Migräne, Sodbrennen, Heuschnupfen u.a. tauchen deshalb während dieser Zeit nicht auf. In der Regel stellen sie sich aber wieder ein, wenn normal gegessen wird.

Trennkost: Bei der Trennkost darf man alle drei bis vier Stunden etwas essen, und zwar dürfen Kohlenhydrate und Fette zusammen gegessen werden, Eiweiß jedoch niemals zusammen mit Kohlenhydraten. Saures Obst zum Eiweiß ist aber erlaubt.
Da der hohe Typ seinem Appetit entsprechend häufig die Kombination Fett und Eiweiß wählt, der niedrige Typ eher Fett und Kohlenhydrate bevorzugt, kann Abnehmen nach diesem Prinzip in beiden Fällen funktionieren.
Mit der Milch wird bei der Trennkost allerdings inkonsequent umgegangen. Milch ist von der Nährstoffzusammensetzung zwar ein ausgewogenes Nahrungsmittel, zeigt als erste Reaktion auf das vegetative System aber eine Kohlenhydratwirkung. Dementsprechend handelt es sich für mich um keine Trennkost, sondern um eine Mischkost.

Die Kehrseite der Medaille: Risiko Magersucht und Bulimie

Übergewicht ist heutzutage zum Dauerthema geworden. Von Seiten der Mediziner und Ernährungsexperten in erster Linie aus gesundheitlichen Gründen, doch für die meisten Menschen ist der ästhetische Aspekt wesentlich wichtiger. Viele verfallen in einen regelrechten Schlankheitswahn.

Junge, gesunde, schlanke Menschen fühlen sich zu dick, weil sie in Illustrierten und Modemagazinen nur mit überschlanken Models mit Kleidergröße 36 konfrontiert werden. Außerdem gibt es in vielen Modeläden kaum Kleidung in Größe 40, geschweige denn in Größe 42. Die Wahrnehmung der eigenen Figur verschiebt sich dadurch erheblich; schon Größe 40 wird als „Übergröße" angesehen. Die Folge ist, dass junge Mädchen häufig zu hungern anfangen und dadurch in die Magersucht getrieben werden können. Bei dieser Essstörung kann ein Wohlgefühl nur noch über das Hungern erreicht werden, nicht mehr über das Essen.

Eine andere Essstörung ist die Bulimie oder Ess-Brechsucht. Die Betroffenen, meist ebenfalls Frauen, stopfen bei Essattacken Unmengen an Nahrungsmitteln in sich hinein und versuchen diese dann durch Erbrechen wieder loszuwerden.

Bisher habe ich nur bei einigen wenigen Bulimiekranken Speicheltests durchführen können. Doch bei diesen wenigen Fällen konnte ich beobachten, dass das vegetative Nervensystem auf Nahrungsmittel mit einer eindeutigen Stressreaktion reagierte. Die meisten Impulskurven der einzelnen Nährstoffgruppen – im Extremfall sogar alle – zeigten keinen positiven Ausschlag; der Parasympathikus wurde nicht erregt. Man muss sich die Kurven ungefähr folgendermaßen vorstellen:

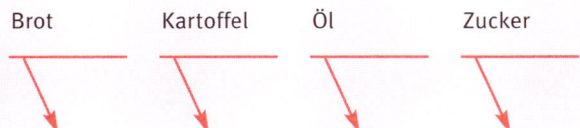

Brot   Kartoffel   Öl   Zucker

Bei den Bulimiekranken dauert es manchmal mehrere Wochen, bis die Impulskurve von Brot wieder im positiven Bereich liegt. Eine Brotkurve, die in den negativen Bereich geht, erzeugt Hunger. Bulimiekranke werden folglich vom Brot nicht satt. Sie essen und essen, bis der Magen überfüllt ist und sich dann entleeren muss, weil automatisch Übelkeit aufkommt. Zieht das vegetative System zu stark nach unten, also in den Sympathikusbereich, kommt es zu Übelkeit.

Ähnlich wie beim Übergewicht handelt es sich also auch bei Bulimie um eine Zwangskonstellation: Bulimiekranke können nichts dafür, dass sie zwanghaft „fressen" müssen! Sobald sie anfangen zu essen, wird ein Fressanfall ausgelöst.

Wahrscheinlich müssen Bulimiekranke so wie Kinder Nahrungsmittel – erst wieder – neu kennen lernen. Durch die wiederholte Gabe von Nahrungsmitteln in kleiner Menge müssen diese desensibilisiert und neu kodiert werden und wieder normale Impulsmuster geprägt werden. Nach einer Brotdesensibilisierung beispielsweise wird die betroffene Person wieder von einem Käsebrot satt.

Ein Therapiekonzept zur Selbstbehandlung möchte ich aufgrund der Problematik dieser Erkrankung jedoch nicht anbieten. Bei Essstörungen wie Magersucht und Bulimie ist eine psychologische therapeutische Begleitung auf jeden Fall notwendig.

Diabetes mellitus (Zuckerkrankheit)

Es dauert oft lange, bis ein Diabetes festgestellt wird. Häufig geht dem Diabetes ein Unterzucker (siehe Seite 96 ff.) vorweg. Diabetes mellitus liegt vor, wenn der morgendliche Nüchternzucker (Glukose) über 120 Milligramm pro Deziliter Blut (mg/dl) liegt. Man unterscheidet zwischen dem jugendlichen Diabetes Typ I (insulinpflichtiger Diabetes), bei dem die Insulin produzierenden Zellen in der Bauchspeicheldrüse absterben, und dem erworbenen Diabetes Typ II, dem so genannten Altersdiabetes, der erst ab etwa dem 40. Lebensjahr häufiger auftritt. Beim Altersdiabetes reicht die Insulinproduktion nicht mehr aus, um den Blutzuckerspiegel ausgeglichen zu halten.

Beim Typ-II-Diabetes konnte ich folgende Beobachtungen machen: Die Impulskurven der Kohlenhydrate erreichen ihren Ausgangspunkt nicht, wie normal, nach zwei Stunden, sondern sie bleiben für drei bis vier Stunden erhöht (das muss allerdings nicht unbedingt für alle Kohlenhydratarten gelten). Häufig bleibt zusätzlich auch noch die Ölkurve über längere Zeit im positiven Bereich. Die folgenden Kurven demonstrieren diesen Sachverhalt:

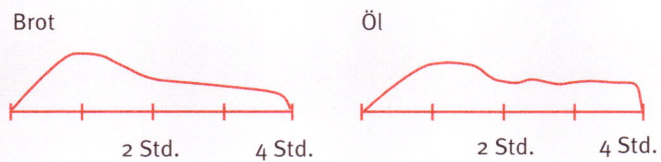

So lange wie die Impulskurven im positiven Bereich sind, so lange fühlt sich der Diabetiker satt. Summierte Impulskurven führen zu vermehrten heftigen Insulinausschüttungen. Dadurch wird die Bauchspeicheldrüse überstrapaziert und erschöpft sich vorzeitig. Irgendwann kann sie den Blutzuckerspiegel nicht mehr vollständig regulieren. Daraus entsteht dann der Diabetes mellitus Typ II. Für Typ-II-Diabetiker gilt: Eine Kohlenhydratart pro Mahlzeit verringert die Insulinausschüttung. Daher möchte ich den Betroffenen ganz besonders ans Herz legen, nach meinem Ernährungsprinzip zu leben, aber den Zweistundentakt auf drei bis vier Stunden zu verlängern. Ihr Hungergefühl wird Ihnen Ihren persönlichen Zeittakt vorgeben.
Wie gesagt, müssen nicht alle Kohlenhydratarten eine über längere Zeit erhöhte Impulskurve aufweisen. Erspüren Sie, mit welchen Nahrungsmitteln Sie Probleme haben, und verlängern Sie dementsprechend die Essenspausen. Dadurch wird es zu geringeren

Vielleicht wird der
Speicheltest einmal
eine Methode werden
zur Früherkennung
des Diabetes und
generell von Stö-
rungen des Stoff-
wechsels

Schwankungen des Blutzuckerspiegels kommen. Gleichmäßigkeit ist beim Diabetes das Allerwichtigste, da starke Blutzucker-schwankungen eher zu Folgeschäden der Gefäße führen.

Bedingt durch die häufigen Insulinausschüttungen und starken Schwankungen des Blutzuckerspiegels sind Typ-II-Diabetiker oft-mals auch übergewichtig. Denn Insulin treibt die Nährstoffe in die Fettzellen und führt somit zur Gewichtszunahme. Wenn das allge-meine Prinzip der Mischkost mit Rhythmus – mit verlängerten Pausen – eingehalten wird, fällt das Abnehmen leichter.

Therapiekonzept zur Desensibilisierung bei Diabetes
Nicht bei allen Diabetikern ist die Impulskurve von Zucker verlän-gert; die Betroffenen können beispielsweise durch Getreide (Brot), Stärke (Kartoffeln), Milch und Fett belastet sein. Eine Desensibilisierung und damit Neukodierung von Nahrungsmit-teln, um das vegetative System zu regulieren, ist beispielsweise für Brot nach nebenstehendem Schema möglich:
Nehmen Sie morgens auf nüchternen Magen dreimal 1 g Brot im Abstand von dreieinhalb Stunden zu sich und erspüren Sie, wann Sie wieder Hunger bekommen. Reduzieren Sie die Zeitabstände der Nahrungsmittelreize alle vier Tage um eine halbe Stunde, bis Sie nach Brot zwei Stunden satt sind.

Das Desensibilisierungskonzept kann von Diabetikern angewen-det werden, die höchstens ein bis zwei Tabletten gegen hohen Blutzucker einnehmen – wenn also kein Risiko besteht, dass ein hoher Blutzuckerspiegel sie in Gefahr brächte.
Insulinpflichtige sollten es bitte nicht versuchen!
Eine Desensibilisierung sollte aber generell am besten unter ärzt-licher Kontrolle erfolgen.

4 Tage lang

Morgens nüchtern: 1 g Brot
↓
3 ¹/₂ Stunden später: 1 g Brot
↓
3 ¹/₂ Stunden später: 1 g Brot
↓
3 ¹/₂ Stunden später: weiter nach dem allgemeinen Prinzip

4 Tage lang
↓
Morgens nüchtern: 1 g Brot
↓
3 Stunden später: 1 g Brot
↓
3 Stunden später: 1 g Brot
↓
3 Stunden später: weiter nach dem allgemeinen Prinzip

4 Tage lang

Morgens nüchtern: 1 g Brot
↓
2 ¹/₂ Stunden später: 1 g Brot
↓
2 ¹/₂ Stunden später: 1 g Brot
↓
2 ¹/₂ Stunden später: weiter nach dem allgemeinen Prinzip

4 Tage lang

Morgens nüchtern: 1 g Brot
↓
2 Stunden später: 1 g Brot
↓
2 Stunden später: 1 g Brot
↓
2 Stunden später: weiter nach dem allgemeinen Prinzip

Das gleiche Desensibilisierungsschema gilt für Milch, Kartoffeln und Öl. Beginnen Sie auch hier mit drei Nahrungsmittelreizen im Abstand von dreieinhalb Stunden – vier Tage lang –, und reduzieren Sie dann jeweils vier Tage lang die Abstände um eine halbe Stunde bis zum Zweistundenrhythmus.

Neigung zum Unterzucker

Ein gestörter Kohlenhydratstoffwechsel basiert entweder auf der Neigung zum Diabetes oder kommt durch eine Tendenz zum Unterzucker zustande

Von Unterzucker (Hypoglykämie) spricht man, wenn der Blutzuckerspiegel zu niedrig ist. Ein bestehender Unterzucker kann die Vorstufe zum Diabetes mellitus sein. Viele Menschen, bei denen eine Neigung zum Unterzucker besteht, wissen davon gar nichts. Bei Unterzucker kommt es zu Symptomen wie Schwäche, Zittern, Schwitzen, Kopfschmerzen und Migräne, aber auch zu Schlafstörungen, depressiven Verstimmungen und plötzlichen Heißhungerattacken.

Die nebenstehenden Blutzuckertest-Kurven habe ich von der Arbeitsgemeinschaft „Erkrankungen mit Unterzuckerung" übernommen, die sich mit dem verbreiteten Problem der Unterzuckerung beschäftigt.
Die normale Glukose-Toleranzkurve ähnelt der normalen Zucker-Impulskurve (siehe Seite 33):

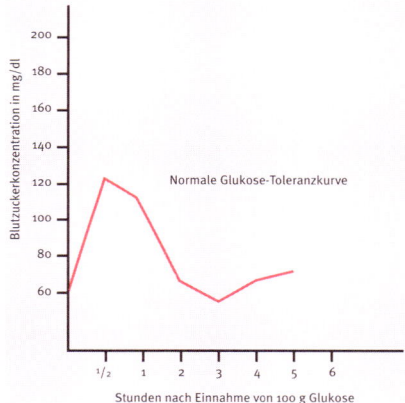

Normale Glukose-Toleranzkurve

Blutzuckerkonzentration in mg/dl

Stunden nach Einnahme von 100 g Glukose

Die Unterzuckerkurve des Blutzuckers hat ebenfalls große Ähnlichkeit mit der Zucker-Impulskurve des Speicheltests bei Unterzucker:

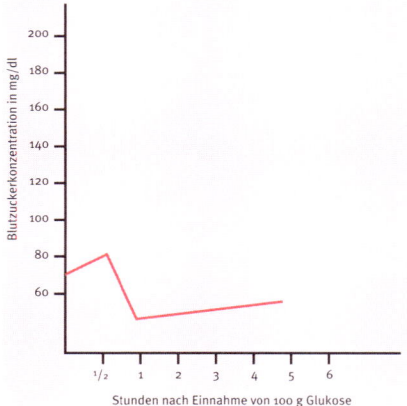

Blutzuckerkonzentration in mg/dl

Stunden nach Einnahme von 100 g Glukose

Beim Unterzucker weisen Zuckerbelastungstests einen starken Abfall des Blutzuckerspiegels auf. Der Glukosespiegel sinkt auf 40 – 60 mg/dl, die Grenze ist individuell verschieden.
Der Speicheltest bei Personen mit Unterzucker ergab ähnliche Ergebnisse: Die Kohlenhydrate erzeugen keinen positiven Ausschlag, die Impulskurve fällt gleich in den negativen Bereich (dadurch werden die Betroffenen nicht so schnell satt, sie essen mehr). Dies ist nicht nur beim Zucker festzustellen, sondern auch beim Fruchtzucker, bei Kartoffeln, Brot, bei Milch und häufig auch bei Öl. Das bedeutet, dass der Parasympathikus über die Kohlenhydrate nicht erregt wird, es überwiegt die Wirkung des Sympathikus. Da aber trotzdem eine Insulinausschüttung erfolgt, fällt der Blutzuckerspiegel stark ab, sodass die eingangs erwähnten Gesundheitsstörungen auftreten.

Die Diagnose Unterzucker ist sehr schwierig zu stellen. Vielen Menschen, bei denen man die Ursache für die genannten Beschwerden nicht herausfindet, wird gesagt, es läge „an der Psyche". Die Mischkost mit Rhythmus hilft bei den durch Unterzuckerung bedingten vegetativen Störungen und steigert das Wohlbefinden, da der Blutzuckerspiegel durch den Zweistundenrhythmus konstant im Rahmen gehalten wird.

Tipp

Coca Cola oder Apfelsaft hilft zwar bei Unterzuckerung sofort, schadet aber auf Dauer sehr. Obwohl häufig bei Unterzucker ein großes Verlangen nach den süßen Getränken besteht, sollten Sie diese nur als Notmittel, also kurz vor dem „Umkippen", einsetzen. Denn sonst geraten Sie in einen Teufelskreis!

Therapiekonzept zur Desensibilisierung bei Unterzucker

Starten Sie morgens mit $1/4$ Teelöffel Zucker. Wenn Sie nicht erst nach zwei Stunden, sondern schon nach 30 Minuten oder nach einer Stunde wieder Hunger bekommen, muss das vegetative System nach folgendem Schema angehoben werden:

4 Tage lang

Morgens nüchtern: $1/4$ TL Zucker
↓
30 Minuten später: $1/2$ TL Zucker
↓
30 Minuten später: weiter nach dem allgemeinen Prinzip

4 Tage lang

Morgens nüchtern: $1/4$ TL Zucker
↓
1 Stunde später: $1/2$ TL Zucker
↓
1 Stunde später: weiter nach dem allgemeinen Prinzip

4 Tage lang

Morgens nüchtern: $1/4$ TL Zucker
↓
1 $1/2$ Stunden später: $1/2$ TL Zucker
↓
1 $1/2$ Stunden später: weiter nach dem allgemeinen Prinzip

4 Tage lang

Morgens nüchtern: $1/4$ TL Zucker
↓
2 Stunden später: $1/2$ TL Zucker
↓
2 Stunden später: weiter nach dem allgemeinen Prinzip

Nach diesem Desensibilisierungsschema kann auch für andere Kohlenhydrate verfahren werden.

Manchmal dauert eine Einzeletappe der Desensibilisierung auch länger als vier Tage. Man steigert den Zeitabstand immer in dem Moment um eine halbe Stunde, wo ein Sättigungsgefühl nach der Zeitspanne des jeweiligen Desensibilisierungsschritts erfolgt ist

Die Impulskurve gibt das Sättigungsgefühl

Die Ursache für Übergewicht liegt vorwiegend im nicht funktionierenden Kohlenhydrat-stoffwechsel oder an einem falschen Umgang mit Kohlenhydraten. Die Impulskurven ent-sprechen nicht der Norm.

Der Diabetiker verspürt selten ein Hungergefühl und kommt deshalb lange ohne Essen aus. Seine Impulskurven bleiben bis zu vier Stunden im positiven Bereich – so lange fühlt sich der Diabetiker auch satt.

Bei einem Menschen, der zum Unterzucker neigt, fallen die Impulskurven sofort in den negativen Bereich. Deshalb hat er das Gefühl, grundsätzlich nicht satt zu werden. Der Betroffene muss mengenmäßig so viel essen, dass das Sättigungsgefühl über den Deh-nungsreflex des Magens ausgelöst wird. Deshalb isst er unkontrollierter. Der Insulin-mechanismus funktioniert bei ihm jedoch, die Impulskurven werden dadurch erneut und frühzeitig wieder in den negativen Bereich getrieben.

Im Normalfall tritt ein Sättigungsgefühl nach einer Mahlzeit mit einer Kohlenhydratart ein und hält etwa zwei Stunden vor. Wenn viel Energie verbraucht worden ist, wird nach dieser Zeit entsprechend Nachschub eingefordert. Wurde wenig Energie verbraucht, entsteht vielleicht nur das Bedürfnis, eine Tasse Tee zu trinken oder ein paar Kirschen zu essen. Der Körper holt sich die Energiemenge wieder, die er umgesetzt hat. Man bekommt Hunger, isst, wird aber auch wieder satt.

Impulskurven, die nicht mehr im Normalbereich liegen, irritieren das Sättigungsgefühl, sie wecken den Appetit. Der Appetit wird weniger angeregt, wenn dem Körper regelmäßig etwa alle zwei Stunden ein wenig Nahrung zugeführt wird. Es sollte aber nur eine Kohlen-hydratart pro Mahlzeit sein, sonst entstehen große Turbulenzen im vegetativen System – und wieder Appetit!

Magenbeschwerden

Sodbrennen, empfindlicher Magen, Reizmagen

Der Parasympathikus ist für die Säurebildung im Magen zuständig. Verstärkt wird die Säureproduktion durch das Hormon Gastrin und durch Histamin, die beide vom Magen freigesetzt werden. Starke Säurebildung führt zu Sodbrennen, Magenschleimhautentzündung, eventuell auch zu einem Magengeschwür. Medikamentös wird die Produktion von Magensäure durch H_2-Blocker gemindert, die die Histaminwirkung hemmen. Wird der Parasympathikustonus abgesenkt, reduziert sich die Säurebildung. Das kann man auch durch Fett erreichen. Nimmt man morgens auf nüchternen Magen einen Teelöffel Öl zu sich, isst nach zwei Stunden ein Käsebrot und folgt dann dem allgemeinen Prinzip der Mischkost mit Rhythmus, hört das Sodbrennen in der Regel auf. Das folgende Tagesprogramm sollte über vier bis sieben Tage durchgeführt werden. Weiterhin ist das allgemeine Prinzip empfehlenswert.

Tagesprogramm bei Sodbrennen, empfindlichem Magen und Reizmagen

Morgens nüchtern: 1 TL Öl
↓
2 Stunden später: 1 Käsebrot
↓
2 Stunden später: weiter nach dem allgemeinen Prinzip

Um einen schnelleren Erfolg zu erzielen, kann man zwei Stunden nach dem ersten Teelöffel Öl noch einmal einen Teelöffel Öl zu sich nehmen. Das Käsebrot wird dann erst zwei Stunden später gegessen.

Was Sie beachten sollten

Als Ursache eines Magengeschwürs wird häufig auch eine Infektion mit einem Helicobakter-virus gefunden. Sie kann nur mit Medikamenten behoben werden

- Vorübergehend sollte die Zufuhr von Kohlenhydraten einge-schränkt werden; halten Sie sich vor allem bei Zucker und Fruchtzucker zurück.
- Eine Zwischenmahlzeit kann etwa aus einem Salat mit Öl und Ei bestehen, das Brot sollten Sie weglassen.
- Wein und saures Obst werden bei einem nervösen, empfind-lichen Magen nicht besonders gut vertragen, Bananen sind jedoch gut bekömmlich.
- Zurückhaltung ist bei Kaffee und schwarzem Tee angesagt, da sie den Magen zusätzlich reizen.
- Der hohe Typ neigt eher zu Magengeschwüren.

Der 32-jährige Versicherungskaufmann Hans-Joachim M. litt seit Jahren unter Magenbeschwerden und heftigem Sodbrennen. Ich riet ihm, den Tag mit einem Teelöffel Öl auf nüchternen Magen zu beginnen und nach meinem allgemeinen Prinzip zu leben. Nach einigen Tagen war das Sodbrennen verschwunden – und Hans-Joachim M. brauchte keine Medikamente mehr.
Falls er einmal falsch isst und das Sodbrennen wiederkehrt, ersetzt er die nächste Mahlzeit einfach durch einen Teelöffel Öl.

Magenkrämpfe, Übelkeit, Völlegefühl

Der Sympathikus innerviert die Muskulatur und die Gefäße des Magens. Ist dieser Nervenstrang zu stark gereizt, kann es zu Magenkrämpfen, Übelkeit und Völlegefühl kommen. Diesem Beschwerdebild kann am besten mit Kohlenhydraten entgegen-gewirkt werden.
Man beginnt morgens mit einem Stück Würfelzucker, isst eine halbe Stunde später ein Käsebrot und hält sich dann an das allge-meine Prinzip. Das folgende Tagesprogramm sollte etwa eine Woche lang durchgeführt werden.

**Tagesprogramm bei Magenkrämpfen, Übelkeit
und Völlegefühl**

Morgens nüchtern: 1 Stück Würfelzucker
↓
30 Minuten später: 1 Käsebrot
↓
2 Stunden später: weiter nach dem allgemeinen Prinzip

Um die Beschwerden rascher in den Griff zu bekommen, sollte man eine Woche lang morgens zweimal ein Stück Würfelzucker im Abstand von 30 Minuten zu sich nehmen und dann nach einer Stunde zum allgemeinen Prinzip übergehen.

Was Sie beachten sollten
• Coca Cola hilft gegen Magenkrämpfe, ebenso Schokolade, Zucker und Brot.
• Dem niedrigen Typ wird eher einmal schlecht, er leidet häufiger unter einem Stressmagen. Bei ihm wirkt der Wirkstoff Metoclopramid (MCP) besonders gut. Eine Zeitlang sollte er weniger Proteine zu sich nehmen.

Darmfunktionsstörungen

Der Darm wird teilweise über den Sympathikus und den Parasympathikus beeinflusst, besitzt aber auch einen eigenen Regelkreis. So befinden sich im Darm sensorische Äste, die auf Dehnung und chemische Reize reagieren.
Da sich die Psyche direkt auf die Darmfunktionen auswirken kann, wird der Darm auch als „versprengtes Gehirn" bezeichnet. Auf psychisch bedingte Darmstörungen kann über das vegetative System wenig Einfluss genommen werden.

Durchfall

Bei zahlreichen Erkrankungen tritt Durchfall auf, beispielsweise bei Tumoren und Schilddrüsenleiden, bei Colitis ulcerosa oder Morbus Crohn.

Wenn Sie täglich oder wiederholt von Durchfällen gequält werden, der Arzt jedoch keine organische Ursache feststellten kann, dann liegt möglicherweise eine Überreizung des Parasympathikus vor, der für die Motilität (die Kontraktionen) des Darms zuständig ist.

Helfen kann Ihnen dann vielleicht schon das allgemeine Prinzip: Nur eine Kohlenhydratart pro Mahlzeit! Halten Sie aber unbedingt die Zwischenpausen von circa zwei Stunden ein.

Was Sie beachten sollten

- Verzichten Sie auf Kaffee und Tee, die zusätzlich das zentrale Nervensystem anregen.
- Hinter hartnäckigem Durchfall kann sich auch Sprue, eine allergische Unverträglichkeit gegenüber dem Getreideeiweiß Gluten, verbergen. Dann sollten Sie möglichst kein Brot und keine Nudeln essen. Vermeiden Sie auch Mischprodukte wie Kuchen, Grießbrei oder Cornflakes und schaffen Sie ein Gegengewicht zum Getreide, indem Sie Fett und Eiweiß dazu essen.
- Auch bei einer Laktose-Intoleranz, einer Unverträglichkeit gegenüber Milch und Milchprodukten, die Milchzucker enthalten, treten Durchfälle auf. Beschränken Sie sich in diesem Fall auf die neutralen Milchprodukte, die keinen Milchzucker enthalten. Sie sind in der Tabelle auf Seite 49 aufgeführt.
- Sie können aber auch eine Milchdesensibilisierung (siehe rechts) versuchen. Damit ist es mir bei mehreren Patienten gelungen, den Durchfall zu beheben. Teilweise dauerte die Desensibilisierungsphase vier Wochen. Von Woche zu Woche normalisierte sich die Milch-Impulskurve.

Therapiekonzept zur Milchdesensibilisierung

4 Tage lang

Morgens nüchtern: 1 TL Milch
↓
3 Stunden später: 2 TL Milch
↓
3 Stunden später: 3 TL Milch
↓
3 Stunden später: weiter nach dem allgemeinen Prinzip

4 Tage lang

Morgens nüchtern: 1 TL Milch
↓
2 1/2 Stunden später: 2 TL Milch
↓
2 1/2 Stunden später: 3 TL Milch
↓
2 1/2 Stunden später: weiter nach dem allgemeinen Prinzip

4 Tage lang

Morgens nüchtern: 1 TL Milch
↓
2 Stunden später: 2 TL Milch
↓
2 Stunden später: 3 TL Milch
↓
2 Stunden später: weiter nach dem allgemeinen Prinzip

Meine Patientin Christiane W. hätte mit Ehemann, drei Kindern und einer freiberuflichen Tätigkeit als Grafikerin eine glückliche Frau sein können – wenn sie nicht seit Jahren an Durchfall gelitten hätte. Sie suchte Rat bei Ärzten und Heilpraktikern, ließ sich im Krankenhaus von Kopf bis Fuß untersuchen, doch alles ohne Erfolg. Fünf- bis achtmal am Tag stürzte sie zur Toilette, traute sich kaum mehr aus dem Haus. Dann entschloss sie sich zu einer Umstellung ihrer Ernährung: Nur ein Kohlenhydrat pro Mahlzeit, zweistündige Essenspausen und strikter Verzicht auf Kaffee und Tee. Heute muss Frau W. sich nicht mehr in Reichweite einer Toilette aufhalten – sie ist von den Durchfällen befreit!

Verstopfung

Verstopfung kann das Symptom einer organischen Erkrankung, etwa der Leber oder der Galle sein, eines Tumors im Darmbereich oder einer Darmverschlingung. Auch als Nebenwirkung einer Medikamenteneinnahme kommt es häufig zu Verstopfung. Verstopfung kann aber auch vegetativ bedingt sein: Wenn man ständig in Eile ist, unter hohem Stress steht oder zu eiweißlastig isst, liegt das vegetative System zu tief.

Generell könnte man versuchen, den Parasympathikus anzuregen: Beim einen klappt es mit Zucker, beim anderen mit Schokolade, beim nächsten mit Vollkornbrot, wieder einem anderen gelingt es mit Kaffee, der mit Zucker gesüßt wird.

Tagesprogramm bei Verstopfung

Morgens nüchtern: 1 Stück Würfelzucker
↓
30 Minuten später: 1 Tasse Kaffee mit Milch und/oder Zucker
↓
2 Stunden später: weiter nach dem allgemeinen Prinzip

Was Sie beachten sollten

• Trinken Sie reichlich, essen Sie Leinsamen und sorgen Sie ganz allgemein für eine ballaststoffreiche Kost, um den Dehnungsreflex des Darms anzuregen.

Darmpilz (Candidamykosen)

Eine Pilzinfektion des Darms geht meist mit Afterjucken und Durchfall einher. Häufig wird Darmpilz mit strengem Zuckerverzicht behandelt. Im Speicheltest ist bei den Betroffenen eine Zuckerunverträglichkeit festzustellen; der Zucker zeigt dann keine normale Impulskurve: Statt zwei Stunden im positiven Bereich zu liegen, bleibt die Zuckerkurve ähnlich wie beim Typ-II-Diabetes länger erhöht, in diesem Fall bis zu drei Stunden. Es ergeben sich abenteuerliche minütliche Ausschläge. Häufig haben die Betroffenen einen trockenen Mund, was auf eine zu starke Sympathikusstimulation hinweist.

Mit folgendem Therapiekonzept ist es mir gelungen, Darmpilz erfolgreich zu behandeln:

Therapiekonzept zur Desensibilisierung bei Darmpilz

1. Woche

Morgens nüchtern: 1 Stück Würfelzucker
↓
3 ¹/₂ Stunden später: 1 Stück Würfelzucker
↓
3 ¹/₂ Stunden später: 1 Stück Würfelzucker
↓
3 ¹/₂ Stunden später: weiter nach dem allgemeinen Prinzip

2. Woche

Morgens nüchtern: 1 Stück Würfelzucker
↓
3 Stunden später: 1 Stück Würfelzucker
↓
3 Stunden später: 1 Stück Würfelzucker
↓
3 Stunden später: weiter nach dem allgemeinen Prinzip

3. Woche

Morgens nüchtern: 1 Stück Würfelzucker
↓
2 $1/2$ Stunden später: 1 Stück Würfelzucker
↓
2 $1/2$ Stunden später: 1 Stück Würfelzucker
↓
2 $1/2$ Stunden später: weiter nach dem allgemeinen Prinzip

4. Woche

Morgens nüchtern: 1 Stück Würfelzucker
↓
2 Stunden später: 1 Stück Würfelzucker
↓
2 Stunden später: 1 Stück Würfelzucker
↓
2 Stunden später: weiter nach dem allgemeinen Prinzip

Nach einer Desensibilisierungszeit von vier bis fünf Wochen liegt die Zuckerkurve wieder im Normalbereich, und das vegetative Nervensystem befindet sich wieder im Gleichgewicht. Dann wird weiterhin das allgemeine Prinzip angewandt.

Häufige Harnweginfekte

Bei Menschen, die zu häufigen Infektionen der Harnwege neigen, überwiegt meist der Sympathikus in seiner Aktivität. Die Betroffenen haben einen trockenen Mund und weite Pupillen.

Es ist der Parasympathikus, der für die Kontraktion (Zusammenziehung) der Harnblase sorgt. Liegt eine starke Erregung des Sympathikus vor, dann besitzt die Harnblase eine geringere Kontraktionskraft. Das führt dazu, dass der Urin länger in der Blase verweilt und vielleicht sogar noch eine Restmenge nach dem Wasserlassen in der Blase bleibt – ideale Voraussetzungen dafür, dass sich Bakterien vermehren können.

Ein Harnweginfekt muss häufig mit einem Antibiotikum behandelt werden. Doch wenn man den Parasympathikus aktiviert und das vegetative System ins Gleichgewicht bringt, sinkt das Risiko für einen Rückfall.

Um den Tonus des Parasympathikus zu erhöhen, nimmt man morgens zweimal im Abstand von 30 Minuten ein Stück Würfelzucker zu sich. Danach verfährt man nach dem allgemeinen Prinzip.

Tagesprogramm bei häufigen Harnweginfekten

Morgens nüchtern: 1 Stück Würfelzucker
↓
30 Minuten später: 1 Stück Würfelzucker
↓
1 Stunde später: ein Käsebrot
↓
2 Stunden später: weiter nach dem allgemeinen Prinzip

Tipp

Preiselbeeren enthalten Hippursäure. Sie soll in größeren Mengen wie ein natürliches Antibiotikum wirken. Preiselbeeren mit Zucker heben das vegetative Nervensystem stark an.

Das Ziel des vegetati-
ven Nervensystems
ist die Ausgewogen-
heit. Diese kann über
Nahrungsmittel
erreicht werden,
aber auch durch
Bewegung, Yoga
oder Akupunktur

Beschwerden in den Wechseljahren

In den Wechseljahren (Klimakterium) sinkt die Östrogenproduktion der Eierstöcke. Dies führt zu Schwankungen im hormonellen Gleichgewicht der Frau, und diese Hormonschwankungen verursachen wiederum vegetative Störungen, beispielsweise starkes Schwitzen.

Die Schweißdrüsen werden sowohl vom Parasympathikus als auch vom Sympathikus innerviert. Fett ist ein Ausgleichsfaktor zwischen diesen beiden Nervensträngen und stabilisiert das vegetative Nervensystem. Deshalb können Wechseljahrsbeschwerden durch Fett gemindert werden.

Ich empfehle, morgens auf nüchternen Magen einen Teelöffel Öl zu nehmen und dann nach einer bis zwei Stunden zum allgemeinen Prinzip überzugehen.

Am besten wird nachmittags zusätzlich eine fettreiche Mahlzeit gegessen, etwa Nüsse oder ein Salat mit Öldressing. Sehr häufig konnte ich beobachten, dass die vermehrte Schweißbildung bei meinen Patientinnen zurückging.

Wer wenig Speichel hat (niedriger Typ) startet morgens erst mit einem Stück Würfelzucker, nimmt dann eine Stunde später einen Teelöffel Öl zu sich und geht nach einer weiteren Stunde zum allgemeinen Prinzip über.

Schmerzen

Schmerzen können viele verschiedene Ursachen haben. Sie können aufgrund einer Gewebeschädigung entstehen, eine Funktionsstörung eines Organs anzeigen, aber auch zentral (vom Gehirn) oder psychogen bedingt sein.

Nervenbahnen des vegetativen Systems laufen mit Schmerzbahnen im Gehirn, im Hypothalamus, zusammen und scheinen zu kooperieren. Wird dem Gehirn ein Schmerz aus einem Gewebe, einem Muskel, einer Sehne oder einem Gelenk gemeldet, wird der

Sympathikus aktiviert. Dieser Nervenstrang lässt daraufhin den Blutdruck und die Herzfrequenz ansteigen, die Schweißdrüsen werden angeregt – es entsteht eine Stresssituation für den Körper.

Umgekehrt kann auch eine Aktivierung des Sympathikus durch Stress, beispielsweise am Arbeitsplatz, Schmerzen auslösen. Die Sympathikuswirkung führt zu Muskelverspannungen und höherer Schmerzempfindlichkeit. Chronische Rückenschmerzen beispielsweise werden nicht nur durch Fehlhaltungen und Abnutzungserscheinungen der Wirbelsäule verursacht, sondern häufig durch berufsbedingten Stress.

Die Schmerzempfindung ist um etliches höher, wenn sich das vegetative Nervensystem insgesamt zu stark nach unten, also in den negativen Bereich, verschoben hat. Ein Kreislauf von Schmerz, Blutdrucksteigerung, Verspannungen und Muskelschmerzen nimmt seinen Lauf.

Bevor man zu Schmerzmitteln greift, kann man versuchen, den Parasympathikus zu aktivieren, beispielsweise über Zucker. Isst man morgens zweimal im Abstand von 30 Minuten ein Stück Würfelzucker, schnellt der Parasympathikustonus in die Höhe, Blutdruck und Herzfrequenz normalisieren sich wieder.

Tagesprogramm bei Schmerzen

Morgens nüchtern: 1 Stück Würfelzucker
↓
30 Minuten später: 1 Stück Würfelzucker
↓
30 Minuten später: weiter nach dem allgemeinen Prinzip

Was Sie beachten sollten

- Wiederholte Schmerzanfälle oder Schmerzen, die durch Zuckeraufnahme nicht zurückgehen, müssen unbedingt vom Arzt abgeklärt werden.
- Wadenkrämpfe und Muskelverspannungen werden häufig mit Magnesium behandelt. Versuchen Sie es einmal über eine Akti-

vierung des Parasympathikus: wie vorgeschlagen, zweimal Zucker im Abstand von 30 Minuten und danach weiter mit dem allgemeinen Prinzip der Mischkost mit Rhythmus.

- Spannungskopfschmerz kann andererseits durch einen hohen Parasympathikustonus ausgelöst werden. Dann hilft Schlaf und Verzicht auf Essen.
- Kopfschmerzen, die durch Unterzucker (siehe Seite 96) oder niedrigen Blutdruck (siehe Seite 118) entstehen, kann man mit regelmäßiger Kohlenhydratzufuhr in den Griff bekommen.

Maria L., 30 Jahre alt, klagte über heftige Gelenk- und Muskelschmerzen, die mit Schmerzmitteln kaum zu lindern waren. Sie meldete sich zur Speichelanalyse an. Ich erkannte etliche Nahrungsmittelunverträglichkeiten. In der Therapie konnte ich die Nahrungsmittel wieder in ihre normalen Impulskurven bringen. Seither lebt Maria L. nach meinem Prinzip und ist beschwerdefrei.

Migräne

Migräne wird als eine anfallsweise auftretende Störung durch gefäßbedingte Reaktionen beschrieben. Die Betroffenen leiden unter Halbseitenkopfschmerz, häufig kommt es auch zu Erbrechen, Bauchschmerzen und Sehstörungen.

Migräne zeigt kein einheitliches Bild im vegetativen System: Impulskurven einfacher Nahrungsmittel, wie beispielsweise Brot, Zucker, Fett oder Alkohol, entsprechen nicht der Norm, sondern schlagen extrem in die eine oder andere Richtung aus. Denn an das vegetative Nervensystem ist auch die Weitstellung der peripheren Gefäße gebunden: Zieht das vegetative System nach unten, werden die Gefäße eng gestellt; zieht das System nach oben, erfolgt eine Weitstellung der peripheren Gefäße.

Hier das Modell einer Brotkurve bei Migräne; die Kurve kann in beide Richtungen, nach oben und nach unten, entweichen:

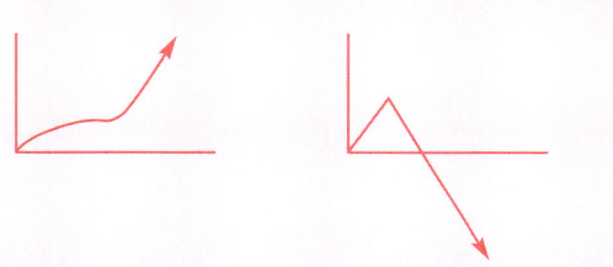

Liegt das vegetative Nervensystem eines Migränekranken von Haus aus im Gleichgewicht, wird es durch einzelne Nahrungsmittel, deren Impulskurven nicht der Norm entsprechen, ins Ungleichgewicht gebracht. Diese Situation wirkt sich natürlich besonders heftig aus, wenn sich das vegetative System bereits generell verschoben hat.

Da die Mischkost mit Rhythmus für das vegetative Gleichgewicht sorgt, lässt sich durch dieses Ernährungsprinzip die Häufigkeit von Migräneanfällen verringern.

Wolfgang H., ein 45-jähriger Werbekaufmann, war verzweifelt, weil ihn seit Jahren heftige Migräneanfälle quälten. Wegen seiner rasenden Kopfschmerzen, gepaart mit Bauchschmerzen und Sehstörungen, hatte er sogar seinen gut bezahlten Arbeitsplatz aufgeben müssen. Fast täglich nahm er Schmerzmittel ein. Speicheltests ergaben: Wolfgang H. ist ein hoher Typ, bei ihm überwiegt die Aktivität des Parasympathikus. Er stellte seinen Speiseplan um und isst nun häufig fetthaltige Produkte und trinkt grünen Tee statt Kaffee und schwarzem Tee. Unter Migräne leidet Wolfgang H. seither nur, wenn er „sündigt", wenn er sich etwa nicht an den Zweistundenrhythmus hält.

Der niedrige Typ sollte einmal versuchen, die Migräne durch rechtzeitige Einnahme von fünf Stück Zucker „abzufangen". Der hohe Typ versucht es mit Öl

Neigung zu Infekten

Liegt grundsätzlich eine Überaktivität des Sympathikus vor – häufig verursacht durch Stress –, werden infolge der größeren Produktion der Corticoide der Nebennierenrinde die Lymphozyten (weiße Blutkörperchen) gehemmt. Da die Lymphozyten aber für die Infektabwehr des Körpers notwendig sind, ist das Immunsystem in diesem Fall geschwächt, und die Anfälligkeit für Infekte erhöht sich.

Wer immer wieder und besonders in Stresssituationen zu Infekten neigt und dann häufig gerade am Wochenende oder an den Feiertagen „auf der Nase" bzw. im Bett liegt, sollte versuchen, sein vegetatives System ins Gleichgewicht zu bekommen:

- Sorgen Sie für eine regelmäßige Zufuhr von Kohlenhydraten – aber nur eine Kohlenhydratart pro Mahlzeit!
- Vermeiden Sie Genussmittel, die den Sympathikus noch zusätzlich aktivieren – also Kaffee, schwarzen Tee und Alkohol.
- Und nicht zuletzt sollten Sie sich ausreichend bewegen, am besten an frischer Luft.

Heuschnupfen

Viele Menschen werden in der Zeit von Januar bis August von tränenden, juckenden Augen und heftigen Niesattacken geplagt. Eine Pollenallergie macht die Blütezeit für die Betroffenen zur Leidenszeit. Die Symptome, die einem grippalen Infekt ähneln, werden durch die Ausschüttung von Histamin hervorgerufen. Medikamentös wird Heuschnupfen deshalb auch mit Antihistaminika behandelt, die die Aktivität des Histamins blockieren.

In aller Regel findet man bei Heuschnupfen einen hohen Parasympathikustonus, die Betroffenen zählen also zum hohen Typ. Sie brauchen während der Pollensaison reichlich und häufig Fett, denn Fett stabilisiert nicht nur das vegetative System, sondern scheint darüber hinaus auch zentral die Ausschüttung von Histamin abzublocken. Um den Tonus des Parasympathikus abzusenken, beginnt man morgens auf nüchternen Magen mit einem Teelöffel Öl. Nach ein bis zwei Stunden trinkt man dann entweder grünen Tee oder isst ein Käsebrot. Nach weiteren zwei Stunden geht man zum allgemeinen Prinzip über.

Tagesprogramm bei Heuschnupfen für den hohen Typ

Morgens nüchtern: 1 TL Öl

↓

2 Stunden später: grüner Tee oder Käsebrot

↓

2 Stunden später: weiter nach dem allgemeinen Prinzip

Was Sie beachten sollten

- Schwarzer Tee und Kaffee sollten gemieden werden; bekömmlicher ist grüner Tee.
- Speicheltests ergeben, dass bei einer Pollenallergie oftmals auch eine außergewöhnliche Getreideallergie vorliegt. Essen Sie während der Heuschnupfenzeit deshalb höchstens einmal am Tag Getreideprodukte.

Heuschnupfen kommt auch beim niedrigen Typ vor, und auch hier lässt sich häufig eine Überempfindlichkeit gegenüber Getreide feststellen. In diesem Fall muss das vegetative Nervensystem aber über Kohlenhydrate angehoben werden. Starten Sie morgens mit einem Stück Würfelzucker, nehmen Sie nach 30 Minuten einen Teelöffel Öl zu sich und gehen Sie dann nach ein bis zwei Stunden zum allgemeinen Prinzip über.

Sollte es zu keiner Linderung der Beschwerden kommen, kann es daran liegen, dass zusätzlich eine Fettstoffwechselstörung oder eine unerkannte Diabetesneigung vorliegt

Tagesprogramm bei Heuschnupfen für den niedrigen Typ

Morgens nüchtern: 1 Stück Würfelzucker

↓

30 Minuten später: 1 TL Öl

↓

1–2 Stunden später: weiter nach dem allgemeinen Prinzip

Die Beschwerden bei Heuschnupfen treten auf, wenn das vegetative System nicht im Lot ist. Für den hohen wie für den niedrigen Typ gilt: Die Pollenallergie kann in ihrer Symptomatik gelindert werden. Wenn das vegetative System im Gleichgewicht ist, nehmen die Beschwerden ab.

Martin J. nieste, schniefte und schnaubte sechs Monate im Jahr. Seine Augen tränten, er hatte einen Rekordverbrauch an Taschentüchern. Diagnose: Heuschnupfen. Medikamente und Therapien verschafften ihm nur leichte Linderung. Als er mein Prinzip der gezielten Ernährung übernahm, besserte sich sein Heuschnupfen und blieb schließlich ganz aus. Aß er allerdings mehrere Kohlenhydratarten zu einer Mahlzeit, plagten ihn sofort wieder Niesattacken und Augenjucken. Er hält sich jetzt an das Prinzip – und beginnt jeden Morgen mit einem Teelöffel Öl.

Neurodermitis

Essen Sie möglichst unbehandelte Nahrungsmittel. Zusatz- oder Haltbarkeitsstoffe können sich sehr nachteilig auswirken

Neurodermitis ist eine chronische Hauterkrankung mit juckenden und teilweise nässenden Ausschlägen. Sie kommt beim hohen und beim niedrigen Typ vor.

Ähnlich wie bei Migräne (siehe Seite 112) entsprechen bei Neurodermitiskranken die Impulskurven verschiedener Nahrungsmittel nicht der Norm, sie weichen entweder zu stark nach oben oder nach unten ab.

Besonders auffällig ist dies bei Milch und Fruchtzucker, betroffen können aber fast alle Nährstoffe sein.

Mit dem Prinzip der Mischkost mit Rhythmus sollte versucht werden, das vegetative Gleichgewicht konstant zu halten. Öl, innerlich und äußerlich angewandt, erweist sich in den meisten Fällen als ein guter Stabilisator des vegetativen Systems.

Neben Fett helfen bei Neurodermitis vor allem Sonne und Meerwasser, besonders empfehlenswert ist ein Aufenthalt am Toten Meer.

Kreislaufstörungen

Hoher Blutdruck (Hypertonie)

Bluthochdruck muss grundsätzlich vom Arzt abgeklärt werden. Dahinter verbergen sich häufig Erkrankungen oder Funktionsstörungen des Herzens, der Gefäße oder der Nieren. Manchmal ist ein hoher Blutdruck auch seelisch bedingt.
Wenn kein Organschaden vorliegt, sollte sich mit der Mischkost mit Rhythmus der Blutdruck senken lassen. Versuchen Sie erst einmal, Ihren vegetativen Typ zu bestimmen (siehe Seite 23 ff.), und halten Sie sich dann an die Grundregeln dieses Ernährungsprinzips, um Ihr vegetatives Nervensystem ins Gleichgewicht zu bringen.

Wenn das vegetative System im Lot ist und keine organische Erkrankung vorliegt, hat man keinen hohen Blutdruck.

Allgemein gilt: Der Sympathikus stellt die arteriellen peripheren Gefäße eng. Der Parasympathikus wirkt entgegengesetzt, er stellt die peripheren Gefäße weit. Werden keine Medikamente gegen den Bluthochdruck eingenommen, kann der periphere Widerstand (die Enge) der Gefäße auch über eine Anhebung des vegetativen Systems gesenkt werden. Nehmen Sie morgens zweimal ein Stück Würfelzucker im Abstand von 30 Minuten zu sich und gehen Sie 30 Minuten später zum allgemeinen Prinzip über. Die Aktivierung des Parasympathikus wirkt der Engstellung der peripheren Gefäße entgegen, und dadurch sinkt der Blutdruck.

Tagesprogramm bei hohem Blutdruck

Morgens nüchtern: 1 Stück Würfelzucker
↓
30 Minuten später: 1 Stück Würfelzucker
↓
30 Minuten später: weiter nach dem allgemeinen Prinzip

Aber auch wenn Sie Medikamente gegen hohen Blutdruck einnehmen, können Sie das vegetative Nervensystem durch die Ernährung unterstützen. Nachfolgend sind kurz die Wirkungen einiger Medikamente gegen hohen Blutdruck erklärt:

Betablocker senken die Sympathikusaktivität am Herzen. Essen Sie regelmäßig alle zwei Stunden eine Kohlenhydratart, um das vegetative System zusätzlich besser ins Gleichgewicht zu bringen. **Alphablocker** wirken der Engstellung der peripheren Gefäße entgegen. Das vegetative System liegt niedrig und muss angehoben werden – über Kohlenhydrate.

Calciumantagonisten senken den Blutdruck über den peripheren Widerstand, einige hemmen zusätzlich die Erregungs- und Leitungsgeschwindigkeit des Herzens. Sie haben aber häufig eine Nebenwirkung, und zwar kommt es zu einem trockenen Mund. Die regelmäßige Zufuhr von Kohlenhydraten im Zweistundenrhythmus ist hier nicht nur dem vegetativen Gleichgewicht förderlich, sondern wirkt zugleich dieser Nebenwirkung entgegen.

Andere medikamentöse Behandlungen von Bluthochdruck können ebenfalls durch mein Ernährungsprinzip unterstützt werden.

Die 43-jährige Sekretärin Manuela O., die zu mir in die Praxis kam, klagte, sie hätte eine Art Heuschnupfen. Wegen ihres hohen Blutdrucks nahm Sie Betablocker ein. Die unerfreuliche Nebenwirkung dieses Medikaments war eine Allergie mit dem Erscheinungsbild von Heuschnupfen. 14 Tage lang lebte Manuela O. nach meinem Prinzip und war danach beschwerdefrei. Sogar ihre Blutdruckwerte lagen im Normalbereich – ohne Medikamente!

Niedriger Blutdruck (Hypotonie), Schwindel, Müdigkeit

Ebenso wie ein hoher Blutdruck kann auch ein niedriger Blutdruck verschiedene Ursachen haben: Er kann durch einen Infekt oder durch Flüssigkeitsmangel ausgelöst werden, durch eine neurologische Krankheit verursacht oder drüsenbedingt sein. Auch bestimmte Störungen und Erkrankungen des Herzens können zu niedrigem Blutdruck führen.

Vor allem in den Sommermonaten kommt es zu Kreislaufbeschwerden wie Schwindel, Müdigkeit und Kopfschmerzen. Durch die Wärme sind die Venen weit gestellt, dadurch sackt ein Teil der Gefäßflüssigkeit in die Beine ab. Als Gegenregulation stellt zwar der Sympathikus die arteriellen Gefäße eng, es kommt dadurch zu einer verstärkten Herzfrequenz – das reicht aber häufig nicht aus, um den Blutdruck oben zu halten.

Auch hier hilft schon das allgemeine Prinzip der Mischkost mit Rhythmus. Zusätzlich dient salzreiche Kost und eine reichliche Flüssigkeitszufuhr der Volumenauffüllung der Gefäße.

Die Faustregel der Mischkost mit Rhythmus lautet: Pro Mahlzeit nur eine Kohlenhydratart, nur eine Fettgruppe plus Eiweiß – und alles ist im Lot!

Vegetative Störungen des Herzens

Das Thema „Herz" ist sehr komplex, da verschiedene Rezeptoren das Herz versorgen und die meisten Rezeptoren vom zentralen Nervensystem gesteuert werden – zum Schutz des Herzens. Deshalb möchte ich an dieser Stelle nur einen Ratschlag geben: Man kann versuchen, eine hohe Pulsfrequenz über den Parasympathikus auszugleichen. Zucker, akut gegessen, kann gegen Herzklopfen helfen.

Menschen mit einer Tendenz zum Unterzucker neigen verstärkt zu Herzrhythmusstörungen. Sympathikus und Parasympathikus wirken auf die Herzkranzgefäße entgegengesetzt zu den Gefäßen des Körpers. Der hohe Typ hat eng gestellte Herzgefäße, der niedrige Typ hat weit gestellte Gefäße am Herzen. Das vegetative Nervensystem sollte also über das allgemeine Prinzip ausgeglichen werden. Es gibt jedoch viele verschiedene Regelfunktionen am Herzen, die nicht allein über das vegetative System zu beeinflussen sind. Die Ursachen für Herzbeschwerden müssen deshalb immer vom Arzt abgeklärt werden.

Dauerstress – die neue Volkskrankheit

Stress ist keine vegetative Störung im üblichen Sinn, dennoch wirkt sich Stress auf das vegetative Nervensystem aus. Bei Stress besteht eine hohe Sympathikusaktivität, erkennbar an weiten Pupillen und einem trockenen Mund.

Die vielfältigen Belastungen des modernen Alltags führen zur Ausschüttung von Stresshormonen der Nebennierenrinde (Adrenalin und Noradrenalin). Zusätzlich werden bei Stress vermehrt Corticoide produziert. Diese hemmen aber die Produktion der Lymphozyten (weiße Blutkörperchen), die wichtige „Waffen" des Immunsystems, des körpereigenen Abwehrsystems, sind. Dadurch wird das Immunsystem geschwächt.

Dauerstress führt zu einer Dauerbelastung des Organismus. Man fühlt sich schlapp und lustlos, schleppt sich in die Arbeit, ist nicht mehr in der Lage, sich im Urlaub zu entspannen, geschweige denn im Alltag zu erholen. Irgendwann kann der Organismus dieser permanenten Belastung nicht mehr standhalten, er versagt. Das Risiko eines Herzinfarkts ist bei Dauerstress sehr hoch. Oft werden die ersten Anzeichen, ein Druck im Brustbereich und Schmerzen, die bis in den Kiefer hochziehen, aufgrund des allgemein schlechten Zustands gar nicht wahrgenommen oder aber nicht ernst genommen. Wenn Sie solche Symptome an sich beobachten, sollten Sie unbedingt einen Arzt aufsuchen! Theoretisch gedacht müsste der hohe Typ hier besonders auf sich achten.

Um einen hohen Stresspegel zu senken, sollten Sie sich Ruhe gönnen, am besten zu Hause. Schlafen Sie viel, machen Sie nur ab und zu einen kleinen Spaziergang. Allgemein gilt, was die Ernährung betrifft: Nehmen Sie alle zwei Stunden eine Kohlenhydratart zu sich und vermeiden Sie anregende Getränke wie Kaffee oder Tee und vor allem Alkohol. Der niedrige Typ hebt sein System morgens mit einem Stück Würfelzucker an; der hohe Typ startet mit einem Teelöffel Öl.

Vermeiden können Sie Stress sicherlich nicht, aber durch eine gezielte Ernährung nach dem Prinzip der Mischkost mit Rhythmus können Sie körperliche Extremsituationen verhindern.

Der hohe Typ kann kurzfristig mit Stress besser umgehen, häufig braucht er Stress geradezu. Sein vegetatives Nervensystem wird durch die Produktion von Stresshormonen im Alltag etwas besser ins Gleichgewicht gebracht. Es darf nur kein permanenter Stresszustand daraus werden – zwischenzeitliche Erholungsphasen sind unbedingt erforderlich!
Der niedrige Typ sorgt durch regelmäßige Kohlenhydratzufuhr dafür, dass er abends nicht erschöpft „flach" liegt!

Schlafstörungen

Schlafstörungen sind weit verbreitet und können verschiedene Ursachen haben. Ein Mensch, der nach dem Zubettgehen lange wach liegt, steht unter starkem Einfluss des Sympathikus. Meist sind Stress oder seelische Probleme der Grund für die Einschlafschwierigkeiten. Dann sollte man abends möglichst kein Eiweiß mehr zu sich nehmen, sondern nur noch Kohlenhydrate essen – denken Sie an das berühmte Betthupferl!
Bei Durchschlafstörungen überwiegt dagegen die Aktivität des Parasympathikus. Der Schlaf ist dann sehr unruhig, die vielfältigen Eindrücke des Tages müssen verarbeitet werden. Lebhafte Träume oder Sorgen führen dazu, dass man nachts immer wieder aufwacht, der Tiefschlaf kann nicht richtig einsetzen. In diesem Fall sollte man abends nicht zu spät essen, es aber einmal mit einem Gläschen Wein versuchen. Auch ein Spaziergang am Abend kann für besseren Schlaf sorgen. Manchmal hilft auch ein Teelöffel Öl oder ein Salat mit Öl als letzte Mahlzeit des Tages, um das vegetative Nervensystem zu stabilisieren.
Wer zu tief ins Glas geschaut hat, wälzt sich ebenfalls oft schlaflos im Bett. Alkoholgenuss am Abend kann zwar im ersten Moment entspannend wirken, doch wenn die kurzfristige Aktivierung des Parasympathikus nachlässt und die Impulskurve des

Alkohols aus dem positiven in den negativen Bereich abfällt, bekommt man Hunger. Entweder wird dann für „Nachschub" an Alkohol gesorgt oder man greift zu etwas Essbarem. Als Auswirkung dieser „Überfüllung" kann der Schlaf verständlicherweise unruhig sein.

Wenn körperliche Beschwerden wie Atemnot, Husten oder Schmerzen zu Schlafstörungen führen, muss unbedingt ein Arzt aufgesucht werden!

Tipp

Menschen mit einer koronaren Herzkrankheit wachen nachts manchmal mit Atemnot und einem Gefühl der Enge in der Herzgegend auf. Wenn dann ein Stück Schokolade gelutscht wird, verschwinden die Beschwerden häufig, ohne dass ein Medikament eingenommen werden muss.

Ängste und Depressionen

Ängste

Bei Menschen, die zu Ängsten neigen, überwiegt meinen Beobachtungen zufolge die Aktivität des Parasympathikus. Manchen ist geholfen, wenn sie morgens den Tag mit einem Teelöffel Öl beginnen und eher fett- und eiweißreich leben, also bei Kohlenhydraten zurückhaltend sind.

Depressive Verstimmungen

Depressive Verstimmungen kommen dagegen häufig bei Menschen vor, die eine niedrige Speichelproduktion (trockener Mund) und somit einen hohen Sympathikustonus aufweisen. Traurigkeit und Unlust verstärken sich noch, wenn die Betroffenen starkem Stress ausgesetzt sind. Am Ende des Tages fühlen sie sich völlig erledigt, haben keinen Antrieb zu irgendwelchen Aktivitäten, keine Lust auf Unternehmungen, alles erscheint ihnen schwer. Licht, Sonne und Wärme tun bei depressiven Verstimmungen gut. Ansonsten empfehle ich eine regelmäßige Kohlenhydratzufuhr. Am besten starten Sie morgens mit einem Stück Würfelzucker oder Schokolade in den Tag, wiederholen diesen Energieschub noch einmal nach 30 Minuten und gehen dann zum allgemeinen Prinzip über.

Tagesprogramm bei depressiven Verstimmungen

Morgens nüchtern: 1 Stück Würfelzucker oder Schokolade
↓
30 Minuten später: 1 Stück Würfelzucker oder Schokolade
↓
1 Stunde später: weiter nach dem allgemeinen Prinzip

Hyperaktivität bei Kindern

Ein so genanntes hyperaktives oder hypermotorisches Kind ist ein echter „Zappelphillip": immer in Aktion und ständig in Bewegung, auf der anderen Seite aber schnell erschöpft. Von den Lehrern ist zu hören, dass das Kind in der Schule nicht ruhig sitzen könne und scheinbar unaufmerksam sei. Die Eltern klagen, dass ihr Sprössling abends nicht ins Bett findet, nur schlecht einschlafen kann und manchmal nachts aufwacht. Es ist sehr schwer, das Interesse eines hyperaktiven Kindes zu wecken. Anfangs ist es vielleicht eine Weile bei der Sache, doch die Aufmerksamkeit erlahmt schnell.
Bei diesen Kindern lässt sich eine Überreizung des vegetativen Nervensystems durch Kohlenhydrate feststellen. Das ist kein Wunder, wenn man sich einmal das typische Kinderfrühstück (siehe auch Seite •) ansieht: Cornflakes mit Milch, Zucker, Schokolade und Nüssen – also mehrere verschiedene Kohlenhydrate auf einmal. In der Schulpause trinkt das Kind dann Milch, Kakao oder Coca Cola, isst ein belegtes Brot und einen Schokoriegel.

Bis zum Abendessen nascht es dann häufig noch ständig Süßigkeiten oder Kekse. Den ganzen Tag werden Kohlenhydrate im Überfluss gefuttert!

Für hyperaktive Kinder ist die Mischkost im Zweistundentakt mit nur einer Kohlenhydratart pro Mahlzeit ausgesprochen hilfreich. Auf diese Weise wird das überreizte vegetative System wieder ins Gleichgewicht gebracht.
Übrigens sind diese Kinder meist sehr intelligent. Sie haben eine extrem hohe Wahrnehmungsfähigkeit, die nur durch die Überreizung des Systems wesentlich früher ausgebremst wird. Bei ihnen ist das vegetative System sehr schnell am Anschlag. Dadurch entsteht innere Unruhe, die die Kinder wiederum durch Bewegung auszugleichen versuchen. Oder sie „essen dagegen an".

Es gibt natürlich auch hyperaktive Erwachsene – nur spricht man bei ihnen eher von Hektikern!

Was Eltern beachten sollten

- Achten Sie darauf, welche Nährstoffe und welche Zusatzstoffe die Lebensmittel, vor allem die typischen Kindermahlzeiten, enthalten.
- Häufig hilft morgens ein Teelöffel Öl und generell eine fettreiche Ernährung, um das vegetative System wieder ins Gleichgewicht zu bringen.
- Geben Sie Ihrem Kind nur Mineralwasser zu trinken. Limonade und Coca Cola sollten tabu sein.
- Zum Einschlafen oder wenn das Kind in der Nacht Durst hat, sollte es keinen Apfelsaft und auch keine Milch zum Trinken bekommen.
- Bei extrem ausgeprägter Hyperaktivität sollten Sie mehr Fett in die Ernährung Ihres Kindes einbauen. Denn Fett stabilisiert das vegetative Nervensystem.

Eine Mutter kam mit ihrem 10-jährigen Sohn in meine Praxis. Er macht einen intelligenten und aufgeweckten Eindruck, aber seine Versetzung ins Gymnasium schien gefährdet. Der Junge zappelte ständig herum, war nicht in der Lage, ruhig sitzen zu bleiben, konnte sich nicht konzentrieren – er nervte seine Eltern, die Lehrer und Mitschüler gehörig. Wir haben seine Ernährung auf die Mischkost mit Rhythmus umgestellt. Inzwischen gehört er zu den besten Schülern seiner Klasse.

Lernschwierigkeiten bei Kindern

Ebenso wie hyperaktive Kinder sind auch Kinder mit Lernschwierigkeiten häufig sehr intelligent. Sie können sich über lange Zeit konzentrieren und besonders gut logisch denken, haben aber beispielsweise Probleme, ein Gedicht auswendig zu lernen oder sich generell Lernstoff zu merken. In der Regel überwiegt bei diesen Kindern die Aktivität des Sympathikus, es besteht also eine Unterversorgung des Parasympathikus. Es ist aber gerade der Parasympathikus, der das Lernen erleichtert und vor allem dazu beiträgt, dass das Gelernte im Gedächtnis behalten bleibt.

Wenn Kinder mit Lernschwierigkeiten sich nach dem allgemeinen Prinzip ernähren und regelmäßig eine Kohlenhydratart zu sich nehmen, wird ihnen das Lernen leichter fallen. Am besten geben die Eltern ihrem Kind morgens etwas Süßes zum Frühstück. Es sollte aber nicht gerade ein Müsli oder Marmeladenbrot sein, denn davon wird das Kind müde.

Lernen fällt leichter, wenn die Impulskurven im positiven Bereich liegen. Die Wahrnehmung ist dadurch gesteigert

Häufige Fragen

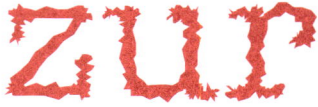 zur

Impuls-Diät

*Wahrscheinlich geht es Ihnen jetzt wie vielen meiner Patientin-
nen und Patienten: Sie haben ein neues Ernährungsprinzip
kennen gelernt, sind neugierig geworden und wollen es gleich
selbst „ausprobieren". Aber einige Fragen liegen Ihnen noch am
Herzen. Deshalb habe ich auf den folgenden Seiten die Fragen
zusammengestellt, die ich am häufigsten zu hören bekomme.*

Antworten auf häufig gestellte Fragen

Kann ich nach dem Abnehmen nie wieder „richtig" essen?

Für alle, die dank der Impuls-Diät an Gewicht verloren haben, gilt: Das allgemeine Prinzip sollte konsequent drei Monate lang eingehalten werden. Zwei Jahre dauert es in der Regel, bis der Körper das neu erreichte Gewicht annimmt.

Zur Lebensqualität gehört jedoch auch, dass man sich ab und zu einen Festschmaus gönnt. Dabei nimmt man zwar zu, doch wenn das allgemeine Prinzip vier Tage lang eingehalten wird, schmelzen die zugelegten Pfunde auch wieder dahin.

Kann ich auch einmal eine Pause im Abnehmprogramm machen?

Sie können aussetzen – halten Sie sich dann aber an das allgemeine Prinzip der Mischkost mit Rhythmus.

Ist es schlimm, wenn ich alles durcheinander esse?

Grundsätzlich kann ein Mensch sich auch wohl fühlen, wenn er durcheinander isst. Er gleicht die Turbulenzen des vegetativen Systems auf irgendeine Weise wieder aus, beispielsweise durch Bewegung oder verstärkten Appetit.

Zu welcher Tageszeit kann ich auch einmal vom Prinzip „Nur eine Kohlenhydratart" abweichen?

Wenn verschiedene Kohlenhydratarten durcheinander gegessen werden, dann am besten abends! Über Nacht hat der Körper mehr Zeit, um die eingelagerten Nährstoffe abzubauen. Am nächsten Morgen fängt man dann wieder konsequent mit dem allgemeinen Prinzip an.

Was passiert, wenn ich mittags durcheinander gegessen habe?
Dann bekommen Sie rasch wieder Hunger! Essen Sie, sobald sich
der Appetit meldet, schnell ein Stück Würfelzucker oder Schokolade. Nach 30 Minuten greifen Sie noch einmal zu einem Stück
Zucker oder Schokolade, und dann sind Sie wieder im Zweistundenrhythmus drin.

Wie genau muss ich den Zweistundenrhythmus einhalten?
Vertrauen Sie Ihrem Körpergefühl! Es verrät Ihnen, ob Sie nach
eineinhalb, nach zwei oder nach zweieinhalb Stunden essen
sollten.

*Ist das Prinzip der Impuls-Diät für Menschen jeden Alters
gleich?*
Ja.

Ist die Impuls-Diät für Frauen und Männer unterschiedlich?
Nein.

*Ich kann doch nicht am Arbeitsplatz alle zwei Stunden essen!
Ist die Impuls-Diät denn nur etwas für zu Hause?*
Bei diesem Ernährungsprinzip gilt auch eine Tasse Kaffee mit
Milch oder Zucker oder ein Getränk als Zweistundeneinheit –
das geht auch am Arbeitsplatz problemlos. Und wenn Sie eine
Packung Würfelzucker oder eine Tafel Schokolade in der Schreib-
tischschublade haben, können Sie den Zweistundentakt einhal-
ten, ohne eine Pause machen zu müssen.

*Muss ich bei einem Geschäftsessen Messer und Gabel liegen
lassen?*
Nein. Sie sollten sich aber ein paar Gedanken machen, welche
Kombinationen optimal sind – hier heißt es die Speisekarte gut

studieren! Lassen Sie sich den Salat ohne Dressing servieren und bitten Sie stattdessen um Essig und Öl.

Warum habe ich in der Schwangerschaft Heißhungerattacken?
Die Hormonsituation des Körpers ändert sich in der Schwanger-schaft – und dementsprechend auch das vegetative System. Des-halb bedeuten auftauchende Nahrungsmittelgelüste eine Wieder-anpassung des vegetativen Systems. Kommen Sie also Ihren Gelüsten nach!

Muss ich denn jetzt immer darüber nachdenken, was ich essen darf?
Das gibt sich mit der Zeit. Sie werden allmählich spüren, dass der Körper von allein reagiert und die richtige Nahrung über den Appetit „einfordert".

Darf ich Pilze zusammen mit Fleisch essen?
Ja, denn Eiweiße können jederzeit zu einer Mahlzeit miteinander kombiniert werden.
Am Büfett können Sie sich beispielsweise bei Roastbeef, Ei, Fisch und Pilzen bedienen.

Muss ich immer frisches Gemüse verwenden?
Sie können bei Gemüse beruhigt zur Tiefkühlkost greifen. Es han-delt sich dabei um hochwertige Produkte mit hohem Vitamin- und Nährstoffgehalt.

Kann ich Brot zur Vorspeise essen, wenn es danach eine Pasta gibt?
Ja, denn beides besteht aus Mehl. Bei Brot und Nudeln handelt es sich also um die gleiche Kohlenhydratart. Tabu sind lediglich unterschiedliche Kohlenhydrate zu einer Mahlzeit.
Allerdings sollten Sie nicht allzu sehr zuschlagen, denn eine

große Menge Brot und Nudeln löst eine Insulinausschüttung aus. Grundsätzlich sind kleine Mahlzeiten mit reichlich Gemüse das Allerbeste.

Ist bei der Mischkost mit Rhythmus auch hochprozentiger Alkohol erlaubt?

Ja – aber wie generell für Alkohol gilt auch hier: nur in Maßen! Manch einer verträgt einen harten Drink jedoch besser als Wein.

Kann ich denn kein Eis mehr essen?

Wenn das Ernährungsprinzip genau angewendet wird, sollten Sie besser einen Bogen um die Eisdiele machen, vor allem kein Fruchteis essen. Sorbets sind dagegen erlaubt, auch die Eissorten Vanille und Schokolade – allerdings nicht in der Waffel. Vanilleeis kann auch mit Schokosauce kombiniert werden.

Muss ich Pizza vom Speiseplan streichen?

Nein. Pizza, mit Tomaten, Käse, Schinken oder Salami, mit Thunfisch und Oliven oder mit verschiedenen Gemüsen belegt, macht bei der Impuls-Diät keine Probleme.

Bitte denken Sie immer daran, dass diese Kostform lediglich eine Hilfestellung sein soll, um gesundheitliche Störungen besser in den Griff zu bekommen. Dank der Impuls-Diät werden Sie langsam aber sicher wieder Ihrem Appetit auf die Spur kommen – damit Sie ihm nicht hilflos ausgeliefert sind!

Rezepte
für die

Impuls-Diät

Die Rezeptauswahl will Ihnen in erster Linie Anregungen geben, um sich mit dem einfachen Prinzip der Impuls-Diät im (Küchen-)Alltag vertraut zu machen.

Rezeptideen – leicht gemacht

Die Menschen, ihr Geschmack und die Kochkünste sind recht unterschiedlich. Ich zähle zu denjenigen, die „nach Gefühl und Wellenschlag", nicht buchstabengetreu nach Anleitung kochen. Deshalb finden Sie bei den Rezepten auch keine Angabe, für wie viele Personen ein Gericht gedacht ist. Denn wenn es als größere Mahlzeit vorgesehen ist, werden vielleicht nur zwei Personen davon satt, als Zwischenmahlzeit jedoch reicht es möglicherweise locker für vier Personen.
Auch bei einzelnen Rezeptzutaten möchte ich es Ihren Geschmacksvorlieben überlassen, wie viel davon in den Topf kommt. Der eine mag nun einmal lieber mehr Zwiebeln in der Suppe als der andere. Echte Knoblauchfans können gar nicht genug von der würzigen Knolle bekommen, anderen ist ihr Aroma zu streng. Es gibt süße Zungen, die mehr Zucker im Kuchen schmecken möchten, andere gehen mit Süßungsmitteln eher sparsam um.

Ob als Vorspeise, kleiner Imbiss oder als Hauptmahlzeit genossen, ob Suppe, Salat oder etwas „Handfestes"– für alle Kombinationsvorschläge und Rezeptideen gilt: Sie enthalten entweder nur eine oder auch gar keine Kohlenhydratart. Und bei den Rezepten für süße Gerichte werden Sie sehen, dass sich sogar Kuchen und Nachspeisen mit nur einer Kohlenhydratart zubereiten lassen.

Richtig kombinieren

Kombinationsvorschläge für herzhafte Gerichte
- Brokkoli, Blumenkohl, Rosenkohl, überbacken mit Käse und Kräutern
- Fenchel und Tomaten, überbacken mit Käse
- Gefüllte Paprikaschoten (Hackfleisch, Zwiebeln, Gewürze) mit Reis

- Gemüsepfanne mit Fleisch oder Fisch
- Kohlrouladen mit Kartoffeln
- Lasagne (Nudeln, Gemüse, Hackfleisch, Käse, Zwiebeln, Knoblauch)
- Porree mit gekochtem Schinken und Kartoffeln
- Seelachs, Tomaten und Porree, Kartoffeln oder Reis, frischer Dill
- Spargel und Schinken, Kartoffeln, frische Petersilie
- Zucchini mit Hackfleisch gefüllt, Reis

Salate

- Salate aller Art können mit Schinken, Käse, Ei und Thunfisch zubereitet werden. Dazu dürfen Sie Brot als Kohlenhydratart essen.

Saucen

- Als Salatsauce rühren Sie entweder eine Marinade aus Essig, Öl und Kräutern an oder bereiten ein Quarkdressing: Quark mit Mineralwasser aufschlagen, mit Gewürzen und frischen Kräutern aromatisieren.
- Joghurtdressing kann verwendet werden, wenn der Salat keine weiteren Kohlenhydrate enthält (Joghurt enthält Milchzucker und zählt daher zu den Kohlenhydraten).
- Saucen für Nudeln dicken Sie am besten mit Mehl an, Saucen für Kartoffeln mit Kartoffelmehl.
- Bratensauce kann auch mit vereister Butter angedickt werden.

Suppen

Zwiebelsuppe

Zutaten
5 Zwiebeln, 50 g Butter, 1 l Fleischbrühe, Salz, Pfeffer, Thymian, Petersilie, Weizenbrotbrösel, geriebener Gouda oder Emmentaler

Die Zwiebeln schälen, klein schneiden und in der Butter bräunen. Die Fleischbrühe zum Kochen bringen und die Zwiebeln 15 Minuten darin kochen. Mit Salz, Pfeffer, Thymian und Petersilie abschmecken.

Die Suppe in Suppenschalen gießen, Weizenbrotbrösel darüber geben, mit Käse bestreuen und im Backofen bei 250 °C überbacken.

Die Zwiebelsuppe sollte am besten als eigenständige Mahlzeit gegessen werden, da sie mit den Weißbrotbröseln eine Kohlenhydratart enthält.

Wenn die Suppe als Vorspeise gegessen wird, dürften zu einer Hauptmahlzeit aus Fleisch, Fisch, Geflügel und Gemüse zwar Brot oder Nudeln als Beilage gegessen werden (gleiche Kohlenhydratart wie Weizenbrotbrösel), aber nicht Reis oder Kartoffeln (dann käme eine weitere Kohlenhydratart hinzu). Zwei Stunden später darf man sich eine Nachspeise gönnen.

Möhrensuppe

Zutaten

1 kg Möhren, 1 l Wasser, gekörnte Gemüsebrühe, Salz, Pfeffer, Basilikum

Die Möhren putzen, in Würfel schneiden, weich kochen und pürieren. In das Wasser geben, Gemüsebrühe hinzufügen, aufkochen und cremig werden lassen. Mit Salz, Pfeffer und Basilikum würzen.

Die Möhrensuppe enthält keine Kohlenhydratart. Isst man sie als eigenständige Mahlzeit, kann man Brot dazu reichen. Ohne Brot kann die Suppe als Vorspeise zu jeder Hauptmahlzeit genossen werden.

Hühnersuppe

Zutaten

1 Suppenhuhn, Salz, Suppengrün, 500 – 800 g Möhren, 1 Sellerie-knolle, frische Kräuter

Das ausgenommene und gründlich gewaschene Suppenhuhn in Salzwasser geben. Kurz vor dem Kochen die Hitze reduzieren und die Brühe circa 2 $1/2$ – 3 Stunden sieden lassen, bis das Fleisch weich ist. Nach 1 $1/2$ Stunden das Suppengrün hinzugeben. Das Huhn aus der Brühe heben und zerkleinern, die Brühe eventuell entfetten. Geputzte und zerkleinerte Möhren und Sellerie in die Brühe geben und darin weich kochen. Dann das Hühnerfleisch zugeben und heiß werden lassen, zuletzt die frischen Kräuter hinzufügen.

Die reichhaltige Hühnersuppe enthält keine Kohlenhydratart. Isst man sie als eigenständige Hauptmahlzeit, darf zum Beispiel Reis als (Kohlenhydrat-)Einlage hinzukommen oder Brot dazu gegessen werden. Oder man isst die Suppe „pur" und genießt anschließend eine süße Nachspeise oder einen Riegel Schokolade.

Tomatensuppe

Zutaten

600 – 750 g Tomaten, Zwiebeln, 40 – 50 g Butter oder Öl, 1,5 l Wasser oder Brühe, 60 g Mehl, Salz, Paprika, frischer Schnittlauch oder Petersilie

Tomaten und Zwiebeln schälen, klein schneiden und in Butter oder Öl weich dünsten. Mit Wasser oder Brühe auffüllen. Mehl mit etwas Wasser anrühren und zur Suppe geben, die Suppe aufkochen lassen. Mit Salz und Paprika abschmecken, gehackten Schnittlauch oder Petersilie hinzufügen.

Sie können geröstete Semmelbröckchen oder Fleischklößchen in die Suppe geben oder Weißbrot dazu reichen.

Mehl, Semmelbröckchen und Weißbrot enthalten die gleiche Kohlenhydratart. Wenn die Tomatensuppe als Vorspeise gegessen wird, können bei einer Hauptmahlzeit aus Fleisch, Fisch, Geflügel und Gemüse noch Nudeln auf den Teller kommen (gleiche Kohlenhydratart wie Brot und Mehl), oder man isst ebenfalls Brot als Beilage. Wenn Sie die Suppe statt mit Mehl mit Agar-Agar andicken (Dickungsmittel aus Algen; im Reformhaus erhältlich), keine Semmelbröckchen hineingeben und kein Brot dazu essen, enthält sie keine Kohlenhydratart.

Herzhafte Gerichte

Spaghetti mit Petersilienpesto

Zutaten
1 Bund Petersilie, 1 Knoblauchzehe, 1 EL geriebener Parmesan, 1 EL Pinienkerne, Salz, 4 EL Olivenöl, 200 g Spaghetti

Die Petersilie hacken und mit Knoblauch, Parmesan, Pinienkernen und Salz im Mixer pürieren. Das Öl unterrühren und das Pesto über die gekochten Spaghetti geben.

Servieren Sie als Vorspeise Tomatensalat mit Schafskäse. Als Beilage ist Brot erlaubt (gleiche Kohlenhydratart wie Spaghetti).

Reis-Geflügel-Pfanne

Zutaten
2 Hühnerkeulen, Salz und Pfeffer, 1 Paprikaschote, 1 Zucchini, 1 Zwiebel, 1 Knoblauchzehe, 3 EL Olivenöl, 100 g Reis, $1/4$ l Geflügelbrühe

Die Hühnerkeulen waschen, trockentupfen und mit Salz und Pfeffer einreiben. Paprikaschote, Zucchini und Zwiebel putzen und klein schneiden, die Knoblauchzehe schälen und klein hacken. Das Öl in einer Pfanne heiß werden lassen und den Reis etwa 1 – 2 Minuten darin andünsten. Gemüse zufügen und die Hühnerkeulen dazugeben. Die heiße Brühe zugießen, aufkochen lassen und 30 Minuten zugedeckt garen.

In diesem Gericht ist die Kohlenhydratfraktion mit Reis abgedeckt.

Rotbarschfilet mit Mozzarella

Zutaten
750 g Rotbarschfilet, 1 Zitrone, Salz und Pfeffer, 1 Bund Petersilie, 1 Bund Dill, 1 TL frischer Thymian, 5 Knoblauchzehen, 3 EL Olivenöl, 600 g Fleischtomaten, 150 g Mozzarella, Öl für die Form

Das Fischfilet unter fließendem Wasser abspülen und trockentupfen. Mit Zitrone beträufeln, salzen, pfeffern und in größere Stücke schneiden. Die Fischstücke in eine flache Form geben.
Petersilie, Dill und Thymian klein hacken, mit den durchgepressten Knoblauchzehen in eine Schüssel geben und mit dem Öl verrühren. Die Marinade über die Fischstücke gießen, 20 Minuten kalt stellen, die Fischstücke zwischendurch einmal wenden.
In der Zwischenzeit den Backofen auf 200 °C vorheizen.
Tomaten häuten und in dünne Scheiben schneiden, den Mozzarella ebenfalls in dünne Scheiben schneiden. Eine feuerfeste Form mit Öl ausstreichen, die Fischstücke aus der Marinade heben und dann schichtweise Fisch, Tomaten- und Mozzarellascheiben in die Form geben. Die Marinade darüber gießen, alles nochmals salzen und pfeffern.
Die Form mit Alufolie verschließen und in den Backofen schieben. 25 Minuten garen und weitere 10 Minuten ohne Folie bräunen.

Dieses Gericht enthält keine Kohlenhydratart. Sie können also je nach Appetit wählen: als Beilage Brot oder Nudeln oder Reis oder Kartoffeln; oder Sie trinken ein Glas Wein dazu; oder Sie essen anschließend eine Nachspeise.

Gemüsepfanne

Zutaten
1 Gemüsezwiebel, 1 Blumenkohl, 2 Tomaten, 10 g Öl oder 1 TL Butter, 80 g Puten- oder Hühnerfleisch oder Hackfleisch, Pfeffer und Salz

Das Gemüse putzen und zerkleinern. Das Fett in einer Pfanne erhitzen, klein geschnittenes Puten- oder Hühnerfleisch oder das Hackfleisch darin anschmoren. Gemüse hinzufügen und eventuell etwas Wasser angießen. Mit Salz und Pfeffer würzen und fertig garen.

Da die Gemüsepfanne keine Kohlenhydratart enthält, können Sie nach Belieben Brot oder Nudeln dazu essen oder Reis oder Kartoffeln dazu servieren.

Spinat-Lauch-Omelett

Zutaten
500 g Spinat, 1 Bund Lauchzwiebeln, Butter, Knoblauch, Salz und Pfeffer, 3 Eier, 100 g geriebener Parmesan oder anderer Hartkäse, 150 g Krabbenfleisch

Den Spinat waschen, ausdrücken und aufkochen. Die Lauchzwiebeln putzen und zerkleinern. 1 EL Butter in einer Pfanne erhitzen, den Knoblauch dazudrücken, Lauchzwiebeln und Spinat dazugeben und alles unter Wenden braten, bis die Flüssigkeit verdampft ist. Mit Salz und Pfeffer würzen. Die Eier in einer Schüssel mit Salz, Pfeffer und Käse verquirlen, dann das Spinatgemüse unterheben. In einer zweiten Pfanne Butter heiß werden lassen und jeweils die Hälfte der Masse auf kleinster Hitze in etwa 6 Minuten ausbacken. Die Omeletts mit Krabben garnieren und servieren.

Dieses Gericht enthält keine Kohlenhydratart. Servieren Sie es beispielsweise mit frischem Weißbrot oder mit Kartoffeln.

Wirsingkohl mit Gorgonzola

Zutaten
1 Wirsingkohl, Salz, Zwiebeln, 4 EL Öl, Knoblauch, zerkleinerte Tomaten aus dem Glas (ohne Zucker!), Pfeffer, 1 Bund frischer Dill, 100 g Gorgonzola

Den Kohl putzen, in große Stücke schneiden und 20 Minuten in Salzwasser weich kochen. Das Wasser abgießen. Zwiebeln schälen und klein schneiden. Das Öl in einer Pfanne erhitzen, die Zwiebeln darin andünsten, Knoblauch dazupressen und Tomaten zufügen. Mit Salz und Pfeffer würzen und einige Minuten zugedeckt schmoren lassen. Den Wirsing dazugeben und weitere 5–10 Minuten schmoren. Das Wirsinggemüse mit frischem Dill bestreuen und den Gorgonzola in kleinen Stücken darüber geben.

Da dieses Gericht keine Kohlenhydratart enthält, sind Kartoffeln oder Brot als Beilage erlaubt.

Lachs mit Fenchel

Zutaten
2 Lachskoteletts, 1 Lauchzwiebel, $^1/_2$ Fenchelknolle, 1 EL Butter, Salz und Pfeffer, 1 EL Zitronensaft

Die Lachskoteletts unter fließendem Wasser abspülen, trockentupfen und in kleine Stücke schneiden. Lauchzwiebel und Fenchel putzen und in dünne Scheiben schneiden. Den Backofen auf 225 °C vorheizen. Das Gemüse in der Butter andünsten und auf eine Alufolie legen. Die Fischstücke darauf legen, salzen und pfeffern und mit Zitronensaft beträufeln. Die Folie gut verschließen (es darf kein Saft heraustreten), auf ein Blech legen, in den Backofen schieben und etwa 15–20 Minuten garen.

Zu diesem Fischgericht ohne Kohlenhydratart können Sie Reis oder Kartoffeln servieren.

Leber mit Salbei

Zutaten
100 g Rinderleber, Salz und Pfeffer, Butter zum Braten, frische Salbeiblätter

Leber salzen, pfeffern und in Butter braten. Vor dem Servieren mit Salbei garnieren.

Servieren Sie zur Leber knackig gedünstetes Gemüse als „neutrale" Beilage und Kartoffeln als Kohlenhydratbeilage.

Käsesoufflé

Zutaten
4 Eier, 3 Eiweiß, 300 g mittelalter Gouda, Butter für die Form

Die Eier trennen, alle 7 Eiweiße zu festem Schnee schlagen, die Eigelbe unterrühren. Den Gouda raspeln und unterheben. Die Masse in eine Souffléform füllen und 40–45 Minuten bei 175 °C backen.

Das Käsesoufflé macht als Imbiss zwischendurch satt, kann aber auch als Vorspeise gegessen werden – bei der noch alle Kohlenhydratmöglichkeiten offen sind: Sie können sich als Bei-

lage Brot oder Nudeln oder Reis oder Kartoffeln schmecken
lassen oder ein Glas Wein zum Soufflé trinken oder sich
anschließend eine Nachspeise gönnen.

Süße Gerichte

Käsekuchen

Zutaten
*750 g Quark, Mineralwasser, eine Sorte Obst nach Belieben (z.B.
Erdbeeren, Orangen, Zitronen, alle Beeren), 4 Eigelb, Fruchtzucker, Mark einer Vanillestange, 2 Eiweiß, Fett für die Form*

Quark mit etwas Mineralwasser aufschlagen und das klein
geschnittene Obst dazugeben (etwas Obst aufheben).
3 Eigelbe mit Fruchtzucker verrühren, mit Vanille aromatisieren
und unter die Quark-Obst-Masse mischen. Eiweiß mit ein wenig
Fruchtzucker steif schlagen und unter die Masse heben.
Die Masse in eine leicht ausgefettete Form geben, mit dem vierten Eigelb bestreichen und mit dem restlichen Obst garnieren.
Im vorgeheizten Backofen 45–60 Minuten bei 170 °C backen.

Fruchtzucker und Obst geben Sie nach eigenem Geschmack
dazu – aber bitte in Maßen!

Nusskuchen (ohne Mehl!)

Zutaten
*10 Eier, Salz, 300 g Zucker, 1 Päckchen Vanillezucker, 400 g
gehackte Haselnüsse*

Die Eier trennen, Eiweiß mit einer Prise Salz sehr steif schlagen.
Eigelb, Zucker und Vanillezucker schaumig rühren, die gehackten

Nüsse untermischen und vorsichtig das Eiweiß unterheben.
Im vorgeheizten Backofen 75 Minuten bei 175 °C backen.

Kiwischaum

Zutaten
3 Eiweiß, 1 EL Fruchtzucker, 1 Kiwi, 1 TL Kardamom, 1 Prise Salz

Eiweiß mit Fruchtzucker steif schlagen. Die Kiwi schälen, pürieren
und mit Kardamom und einer Prise Salz verrühren.
Das Kiwimus mit einem Schneebesen vorsichtig unter die Eiweiß-
masse ziehen. Etwa 15 Minuten ins Tiefkühlfach geben.

Quarkäpfel

Zutaten
*3 mittelgroße Äpfel, 1–2 Nelken, ca. 1 1/2 TL Fruchtzucker, 1/4 TL
Zimt, 1/2 Tasse Wasser, 2–5 Tropfen Zitronensaft (nach Geschmack),
500 g Magerquark, etwas Mineralwasser, 1/2 Vanillestange*

Die Äpfel schälen, Kerngehäuse entfernen, Äpfel in Stücke oder
halbe Ringe schneiden. Mit Nelken, Fruchtzucker, Zimt, Wasser
und Zitronensaft in einem Topf erhitzen und 10 Minuten auf kleiner Flamme köcheln lassen. Den Quark mit ein wenig Mineralwasser aufschlagen – er wird dann ganz cremig. Mit dem Vanillemark
vermischen, in eine Schüssel geben und die Apfelmasse mit
etwas durchgesiebtem Sud darüber geben.

Zitroneneiscreme

Zutaten
*6 Eigelb, 160 g Fruchtzucker oder Zucker, 2 TL abgeriebene
unbehandelte Zitronenschale, 80 ml Zitronensaft, 4 Eiweiß, mit
80 g Fruchtzucker oder Zucker steif geschlagen, 125 g Sahne*

Eigelb im Topf kurz anwärmen, dabei mit dem Schneebesen schlagen. Fruchtzucker oder Zucker, Zitronenschale und -saft dazugeben und die Masse unter Rühren dick werden lassen. Das steif geschlagene Eiweiß und die geschlagene Sahne mit einem Metalllöffel darunter heben. 3–4 Stunden gefrieren lassen.

Süßes Omelett

Zutaten
8 Eier, 1 EL Fruchtzucker, 1 Messerspitze Safran oder Ingwer, Butter
Für die Füllung
250 g Quark, 2 verquirlte Eier, 2 EL Fruchtzucker, Vanille, Zimt, Fruchtsaft, wahlweise klein geschnittene Äpfel, Rhabarber oder Schokoladenraspel

Die Eier trennen. Eigelb mit der Hälfte Fruchtzucker und dem Gewürz verrühren, Eiweiß mit dem restlichen Fruchtzucker steif schlagen, dann beide Massen verrühren.
In einer kleinen beschichteten Pfanne etwas Butter aufschäumen lassen. Nacheinander 3 EL Eierteig hineingeben und jeweils nur stocken lassen, bis die Unterseite fest geworden ist.
In der Zwischenzeit die Quarkfüllung vorbereiten: Den Quark mit den geschlagenen Eiern, Fruchtzucker, Vanille, Zimt und etwas Fruchtsaft verrühren.
Jeweils ein Omelett auf einen Teller geben, die Quarkfüllung auf eine Hälfte streichen, mit einer Sorte Frucht belegen oder mit Schokoladenraspeln bestreuen und zusammenklappen.

Statt Äpfeln oder Rhabarber können Sie auch Birnen, Melonen, Kiwis oder alle Beeren verwenden – aber nur eine Obstsorte!

Die

wissens

chaftlichen

Grundlagen

Nach dem Motto „Wissen soll man weitergeben" (Prof. Gauri)
hier nun – kurz gefasst – einige Ausführungen zum Speicheltest,
zum vegetativen Nervensystem und zum Sinnesreiz Geschmack.

Durchführung des Speicheltests

Die Voraussetzungen für die Durchführung des Speicheltests waren:

- 12 Stunden vor dem Test (über Nacht) nichts essen und nichts trinken, außer Leitungswasser, und nicht rauchen.
- Am Tag des Tests morgens nicht duschen, nicht Zähneputzen, nicht eincremen, kein Deo und kein Parfum verwenden, nicht schminken.
- Bereits einige Tage vor dem Test keine Medikamente, auch keine Hormonpräparate einnehmen. (Ergebnisse können aber auch erzielt werden, wenn Tabletten als Konstante eingebaut werden, nur nicht unmittelbar vor dem Test.)

Zur Feststellung der individuellen Speichelkonstante wurde die Speichelmenge an einem Tag während drei Stunden jede Minute gemessen.

Täglich wurde ein Nahrungsmittel getestet, eine halbe Stunde vorher wurde eine Leerkontrolle durchgeführt.

Folgende Nahrungsmittel wurden getestet:

- 1 g Weizenbrot
- 1 g Zucker
- 500 mg Olivenöl
- 1 g Fruchtzucker
- 1 g Milch (Vollmilch, 3,5 % Fett)
- 1 g Kartoffel
- 1 g Schokolade
- 1 g Wein
- 1 g oder 2 g Hummer
- 1 g Krabbenfleisch
- 1 g Schinken, etc.

Neben kleinsten Mengen an Nahrungsmitteln über zwei bis vier Stunden wurden zusätzlich die Wirkungen einzelner Aminosäuren getestet.

Die Speichelmenge wurde minütlich registriert, die Gesamtmenge einer halben Stunde ausgewertet. Dabei entstanden die jeweiligen Impulskurven.

Ergebnisse des Speicheltests

Durch Beobachtung und Vergleich von teilweise mehreren Hundert Impulskurven, beispielsweise der Zuckerkurve, konnten sowohl eine Ähnlichkeit der Normalkurven als auch Ähnlichkeiten veränderter Kurven bei gleichen Krankheitsbildern festgestellt werden.

Die Grundmenge Speichel, die in einer halben Stunde erzeugt wird, ist recht unterschiedlich. Sie drückt einerseits eine Individualität aus, weist aber auch auf gewisse Störungen hin. Die produzierte Speichelmenge in der Gaußschen Verteilungskurve liegt zwischen 6 und 9 g in einem Zeitraum von 30 Minuten. Es ergaben sich Extremwerte von unter 1 g bis zu Werten von 26 g; hier lagen gehäuft Störungen und Krankheiten vor.

Diese Extreme konnten durch gezielten Einsatz von Nahrungsmitteln und Nahrungsmittelreizen gesenkt oder angehoben werden. Der Gesundheitszustand der Betroffenen verbesserte sich wesentlich.

Mögliche Bedeutung des Speicheltests

Ein ausgetestetes Nahrungsmittel gibt Informationen darüber, wann es wie auf das vegetative Nervensystem wirkt und dement-

sprechend einzelne unterschiedliche Körperfunktionen beeinflusst.

Vielleicht wird der Speicheltest einmal eine Methode zur Früherkennung von Diabetes und generell von Stoffwechselstörungen
werden.

Auf jeden Fall könnte man über den Speicheltest vielen Erkrankungen auf die Spur kommen, denn auffällig ist, dass bestimmte
Krankheiten ähnliche Impulskurven aufweisen.

Außerdem wird sich mit diesem Test die Möglichkeit bieten,
homöopathische Wirkungen und Medikamentenwirkungen auf
das vegetative Nervensystem gezielt auszutesten.

Das vegetative Nerven-system

Der Körper wird über das zentrale Nervensystem und über das
periphere vegetative (autonome) Nervensystem geregelt. Er
besitzt darüber hinaus noch weitere Nervenbahnen, wie die moto-
rischen und die aufsteigenden sensorischen Bahnen und diverse
Reflexbögen. Alle treffen im Gehirn im Thalamus aufeinander.

Das Gehirn besteht aus einem Netzwerk von über 1000 Milliarden
Neuronen (Nervenzellen), die miteinander über die Schaltstellen
der Neurotransmitter kommunizieren.

Das zentrale autonome Nervensystem des Gehirns wird geregelt
über das prämotorische Rindengebiet und andere Rindengebiete
der Großhirnrinde, vom Thalamus, Hypothalamus, Hippokampus,
Kleinhirn und über den Hirnstamm und das Rückenmark.

Die Verbindung des zentralen Nervensystems zu den Körperorga-
nen wird über die beiden Nervenstränge Sympathikus und Parasympathikus geschaffen.

Der Grenzstrang des Sympathikus zieht entlang dem Rückenmark
den Körper hinunter. Er besteht aus diversen Ganglien (Nerven-
knoten), die auf die gleiche Weise umgeschaltet werden wie das
Gehirn.

Aus den einzelnen Ganglien führt jeweils ein Nervenstrang des Sympathikus zu den einzelnen Organen hin.

Der Nervenstrang des Parasympathikus führt jeweils durch Verästelungen direkt zu den einzelnen Organen. Das letzte Ganglion liegt in unmittelbarer Nähe des Zielorgans.

Die meisten Organe sind gleichzeitig vom Sympathikus und vom Parasympathikus innerviert. Eine Ausnahme bilden die quergestreiften Muskeln (größtenteils die Bewegungsmuskeln), die ausschließlich vom Parasympathikus versorgt werden. Die Drüsen besitzen Verbindungen zu beiden Nervensträngen.

Die Ganglien sind Umschaltstellen von Impulsen. Diese Impulse werden durch die Neurotransmitter (Botenstoffe) am Ganglion umgeschaltet. Bisher hat man ungefähr 50 verschiedene Neurotransmitter identifiziert; man vermutet, demnächst noch weitere 50 Transmitter zu entdecken.

Bekannt sind die beiden Transmitter der letzten Umschaltstelle von Sympathikus und Parasympathikus. Für den Sympathikus ist es das Noradrenalin, für den Parasympathikus das Acetylcholin (Acetylcholin ist im Nervensystem der Transmitter, der insgesamt am häufigsten vorkommt).

Acetylcholin ist auch der Neurotransmitter für die Reflexbögen der einzelnen Organsysteme und Drüsen. Diese gesamte Funktionseinheit regelt die autonomen Körperfunktionen.

Bei allen Lebewesen sind sämtliche geistigen, emotionalen und körperlichen Funktionen von Neurotransmittern (Botenstoffen) abhängig. Die Körper- und Drüsenfunktionen hängen allein von den beiden Neurotransmittern Noradrenalin und Acetylcholin ab.

Wenn diese beiden Transmitter in einem bestimmten Verhältnis zueinander stehen, laufen die Körperfunktionen reibungslos ab – das vegetative Nervensystem befindet sich im Gleichgewicht. Dieses Gleichgewicht kann jetzt über die Speichelmenge festgestellt werden. Auch die Speicheldrüsen werden vom Sympathikus und vom Parasympathikus innerviert.

Aber: Der alleinige Speichel produzierende Transmitter ist das Acetylcholin. Eine Impulswirkung kann folglich nur über das Acetylcholin ausgelöst werden.

Acetylcholin besitzt noch einen Co-Transmitter, genannt VIP. Der VIP-Transmitter ist aber zuständig für die Vasodilatation (Weitung der Gefäße). Der Co-Transmitter wirkt nicht auf die Speicheldrüsen. Im Gehirn zeigen beide Transmitter zusammen eine synergistische Interaktion.

Daraus geht eindeutig hervor, dass die Speichelproduktion allein vom Neurotransmitter Acetylcholin abhängig ist.

Die Speichelmenge, die auf einen Reiz hin produziert wird, ist also eindeutig eine Wirkung des Parasympathikus. So wie der Parasympathikus an den Speicheldrüsen wirkt, wirkt er auch auf die anderen Drüsen und Organe, die vom vegetativen Nervensystem gesteuert werden.
Der sympathische Rezeptor der Speicheldrüse (Alpha-1-Rezeptor) bewirkt eine $K+$- und H_2O-Sekretion und dadurch eine Austrocknung des Speichels.
Erfolgt eine Impulswirkung in positiver Richtung (die Speichelmenge erhöht sich), ist dies immer eine Wirkung des Acetylcholins.

Über die produzierte Speichelmenge lässt sich eindeutig die parasympathische Erregung des gesamten vegetativen Nervensystems feststellen. Über die Austrocknung des Speichels lässt sich die Alpha-1-Wirkung des Sympathikus feststellen.

Die Sinnesreize

Über einen Sinnesreiz, also über das Hören, Sehen, Fühlen, Riechen und Schmecken, erfolgt eine Aktivierung des vegetativen Nervensystems. Sinnesreize werden aufgenommen und zum zentralen „Überwachungssystem", dem Thalamus, geleitet. Hier laufen alle Sinnesreize zusammen, hier werden sie koordiniert. Der Thalamus leitet Impulse weiter an andere Hirnzentren und zur Großhirnrinde, stellt aber auch über den Hypothalamus die Körperfunktionen ein, also das vegetative Nervensystem (siehe auch Abbildung Seite 154). Im Hypothalamus wird das Sättigungszentrum berührt. Weltweit wird geforscht, wie im Einzelnen die Reizverarbeitung im Gehirn erfolgt.

Der Sinnesreiz Schmecken wird über vier verschiedene Zellformen an der Zunge, im Rachen und im Schlund geregelt. Es werden vier Geschmacksqualitäten unterschieden: süß, sauer, salzig und bitter. Die Erregung dieser Sinneszellen erfolgt über chemische Synapsen. Stoffe, die das Nervensystem beeinflussen können, sind Medikamente, Giftstoffe, Genussmittel wie Koffein, Nikotin und Alkohol, aber auch Nahrungsmittel.

Alle diese Stoffe wirken über synaptische Vorgänge. An den Synapsen wird eine biochemische Reaktion in Gang gesetzt, die eine Impulswirkung, eine physikalische Reaktion, auslöst.

Der VII. Hirnnerv, der Fazialis, ist für süß, sauer und salzig sensibel, der IX. Hirnnerv, der Glossopharyngeus, für bitter. Der X. Hirnnerv, der Vagus, nimmt Reize aus dem Schlundraum auf. Nervenfasern dieser drei Hirnnerven enden im Nucleus solitarius (2. Umschaltneuron). Von hier aus besteht eine Verbindung zum Thalamus, zum lateralen Hypothalamus und zum Mandelkern. Über einen Reflexbogen wird Speichelfluss ausgelöst.

Die Registrierung eines Nahrungsmittels erfolgt über die Geschmacksknospen. Dadurch kann ein grobes Muster für süß, sauer, salzig und bitter registriert werden. Im Allgemeinen wird zuerst süß erkannt, und zwar nach Intensität. Aber selbst Eiweiße können süß schmecken. Kohlenhydrate, Fette und Proteine zeigen Grundmuster in den Impulskurven.

Die Geschmacksknospen sind genetisch programmiert.

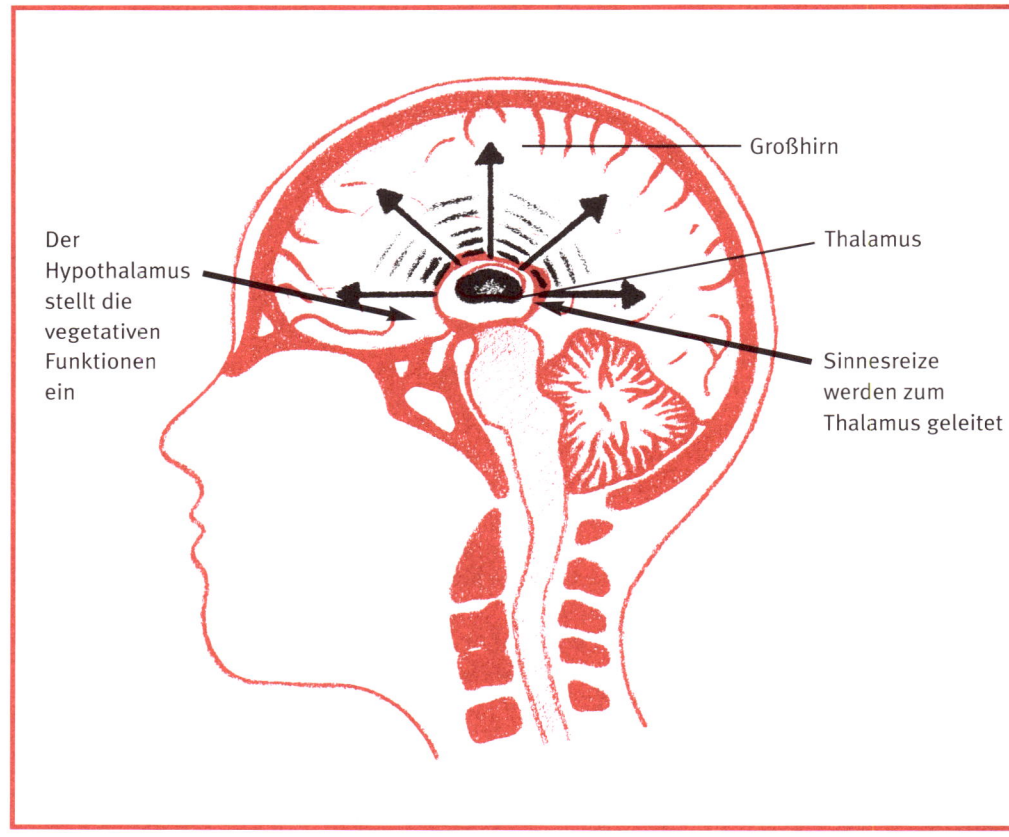

Großhirn

Thalamus

Der Hypothalamus stellt die vegetativen Funktionen ein

Sinnesreize werden zum Thalamus geleitet

Höhere Zentren im Gehirn (Großhirnrinde) differenzieren die Nahrungsmittel genauer. Dort sind Wirkungen der Nahrungsmittel gespeichert.

Anhand der reflektorisch ausgeschütteten Speichelmenge erhält man eine Antwort, welches Nahrungsmittel vom Gehirn erkannt worden ist. Grundmuster lassen sich sehr gut erkennen. Sinnesreize werden dem Thalamus gemeldet. Dieser stellt die Verbindung vom Gehirn zum Körper her.

Hat der Körper einen Mangelzustand, kann über das limbische System (Lustzentrum im Gehirn) das Bedürfnis auf ein entsprechend notwendiges Nahrungsmittel so eingestellt werden, dass der Mangel ausgeglichen werden kann.

Das ist der Appetit.

Beeinflussung des vegetativen Nervensystems durch Nahrungsmittel

Es ist für mich möglich geworden, Grundmuster von Nahrungsmitteln zu erkennen. Bei vegetativen Störungen waren diese Grundmuster verändert. Durch Desensibilisierung der einzelnen Nahrungsmittel konnte die Grundstruktur wieder erreicht werden. Durch diese Neukodierung von Nahrungsmitteln hat sich für viele Patienten wieder ein vegetatives Gleichgewicht einstellen können und damit verbunden ein Sättigungsgefühl und Wohlgefühl nach dem Essen.

Anhang

Literatur

Bartoshuk, L. M., *Gustatory System, Handbook of Behavioral Neurobiology,* Plenum Press

Buchinger, M., *Heilfasten*, dtv München, 1994

Budwig, Dr. J., *Das Fett-Syndrom*, Hyperion Verlag Freiburg, 1994

Budwig, Dr. J., *Fette als wahre Hilfe*, Hyperion Verlag Freiburg, 1994

Budwig, Dr. J., *Öl-Eiweiß Kost*, Hyperion Verlag Freiburg, 1994

Carper, J., *Nahrung ist die beste Medizin*, Econ Verlag Düsseldorf, Wien, New York, 1993

Carper, J., *Wunder-Medizin Nahrung*, Econ Verlag Düsseldorf, Wien, New York, 1995

Carr, A., *Endlich Wunschgewicht,* Goldmann Verlag München, 1998

Churchland, P., *Die Seelenmaschine,* Spektrum Akademischer Verlag Berlin/Heidelberg/Oxford, 1997

D' Adamo, Dr. P., *4 Blutgruppen, 4 Strategien für ein gesundes Leben,* Piper Verlag München, 1998

Das menschliche Gehirn, Jahr des Gehirns 1999, Verlag Christian Brandstätter Wien – München

Eccles, J. C., *Wie das Selbst sein Gehirn steuert,* Piper Verlag München, 1997

Edelman, G. M., *Göttliche Luft, vernichtendes Feuer,* Piper Verlag München, 1995

Fachmann, Kraut, *Der kleine Souci, Lebensmitteltabelle für die Praxis,* Wissenschaftliche Verlagsgesellschaft mbH Stuttgart, 1991

Forth, W., Henschler, D., Rummel, W., Starke, K., *Pharmakologie und Toxikologie,* Wissenschaftsverlag BI Mannheim/Leipzig/Wien/Zürich, 1993

Gierer, A., *Die Physik, das Leben und die Seele*, Piper Verlag München, 1991

Gierer, A., *Im Spiegel der Natur erkennen wir uns selbst*, Rowohlt Verlag Reinbek bei Hamburg, 1998

Habermas, T., *Heißhunger*, Fischer Verlag Frankfurt Main, 1990

Hernegger, R., *Wahrnehmung und Bewußtsein*, Spektrum Akademischer Verlag Berlin/Heidelberg/Oxford, 1995

Hernegger, R., *Die Sprache des Bewußtseins*, Logos Verlag Berlin, 1998

Holler, J., *Das neue Gehirn*, Jungfermann Verlag Paderborn, 1996

Institut für angewandte Umweltforschung, Das Ernährungs-Buch, Verlag Kiepenheuer & Witsch Köln, 1989

Kasper, H., *Ernährung – Medizin und Diätetik*, Urban & Schwarzenberg Verlag München/Wien/Baltimore 1996

Kautzmann, G., *Das Wunder im Kopf*, Zabert-Sandmann München, 1999

Krämer, G., *Nervensystem, Neuroanatomie und Physiologie*, Georg Thieme Verlag, 1996

Langsdorff, M., *Die heimliche Sucht, unheimlich zu essen*, Fischer Verlag Frankfurt Main, 1995

Markert, D., *Die Markert Diät*, Goldmann Verlag München, 1996

Maturana, H., *Was ist erkennen?*, Piper Verlag München, 1997

Mazel, J., *Die Hollywood Star-Diät*, A. C. Verlag München, 1996

Meier, H., Ploog, D., *Der Mensch und sein Gehirn*, Piper Verlag München, 1997

Montignac, M., *Essen gehen und dabei abnehmen*, dtv München, 1998

Montignac, M., *Ich esse, um abzunehmen*, Artulen Verlag Offenburg 1998

Münzing-Ruef, I., *Kursbuch für gesunde Ernährung*, Heyne Verlag München, 1991

Norden, M. J., *Zurück zu unserer Natur*, Rowohlt Verlag Reinbek bei Hamburg, 1996

Plagwitz, A. M., *Sucht und Sehnsüchte*, Deutscher Ärzte Verlag Köln, 1990

Poeck, K., *Neurologie*, Springer Verlag Heidelberg, 1987

Pollmer, U., Fock, A., Gonder, U., Haug, K., *Prost Mahlzeit*, Kiepenheuer & Witsch Köln, 1994

Popper, K. R., Eccles, J. C., *Das Ich und sein Gehirn*, Piper Verlag München, 1997

Posner M. J. und Raichle M., *Bilder des Geistes*, Spektrum Akademischer Verlag Berlin/Heidelberg/Oxford, 1994

Puhn, A., *Die revolutionäre Stoffwechsel Diät*, Mosaik Verlag München, 1996

Schaetzing, E. E., Wende, P., *Die Trennkost-Diät*, mvg Verlag München, 1989

Schnabel, U. und Sentker, A., *Wie kommt die Welt in den Kopf*, rororo Reinbek bei Hamburg, 1999

Schutt, K., *Ayurveda für jeden*, Gräfe und Unzer Verlag München, 1996

Snyder, S. H., *Chemie der Psyche, Drogenwirkungen im Gehirn*, Spektrum Akademischer Verlag Berlin/Heidelberg/Oxford, 1994

Squire, L. R. und Kandel E., *Gedächtnis*, Spektrum Akademischer Verlag Berlin/Heidelberg/Oxford, 1999

Steward, L. H., Bethea, M. C., Andrews, S. S., Balart, L. A., *Zucker-Knacker*, Mosaik Verlag München, 1999

Szwillus, M., *Brain food*, Gräfe und Unzer Verlag München, 1999

Thalmann, Dr. H. H., *Zell-Fit*, Herbig Verlag München, 1996

Vester, F., *Denken, Lernen, Vergessen*, dtv München, 1998

Voet, D., Voet, J. G., *Biochemie*, VCH Verlagsgesellschaft Weinhim, 1992

Walb, Dr., Thoma, Dr., Heintze, Dr., *Haysche Trennkost*, Haug Verlag Ulm/Donau, 1990

Zehentbauer, J., *Körpereigene Drogen*, Artemis & Winkler München/Zürich, 1997

Zilles-Rehkämper, *Funktionelle Neuroanatomie*, Springer Verlag Heidelberg

© 2001 Mosaik Verlag München
in der Verlagsgruppe Bertelsmann GmbH / 5 4 3 2
Textredaktion: Annette Baldszuhn
Design und Layout: Paxmann/Teutsch Buchprojekte, München
Umschlaggestaltung: Heinz Kraxenberger
Umschlagfoto: M. Leis
DTP-Satz: Paxmann/Teutsch Buchprojekte, München
Druck und Bindung: Clausen & Bosse, Leck
Printed in Germany
ISBN 3-576-11464-5